AF403358

DE

L'INSTINCT DES MALADES

EN THÉRAPEUTIQUE

PAR

Le Docteur F. GUYET

Médecin du Bureau de bienfaisance du 8e arrondissement.

MÉMOIRE PRÉSENTÉ A LA SOCIÉTÉ DE THÉRAPEUTIQUE

PARIS

OCTAVE DOIN, ÉDITEUR

PLACE DE L'ODÉON, 8

1881

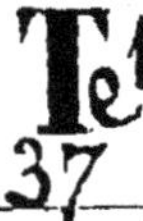

DE L'INSTINCT DES MALADES

EN THÉRAPEUTIQUE

PARIS. -- TYPOGRAPHIE A. HENNUYER, RUE DARCET, 7.

DE

L'INSTINCT DES MALADES

EN THÉRAPEUTIQUE

PAR

Le Docteur F. GUYET

Médecin du Bureau de bienfaisance du 8ᵉ arrondissement

MÉMOIRE PRÉSENTÉ A LA SOCIÉTÉ DE THÉRAPEUTIQUE

PARIS

OCTAVE DOIN, ÉDITEUR

PLACE DE L'ODÉON, 8

—

1881

L'INSTINCT DES MALADES

EN THÉRAPEUTIQUE

Qu'est-ce que l'instinct? L'instinct consiste avant tout dans une impulsion, toujours étroitement en rapport avec une excitation provocatrice, sensation ou opération psychique, par exemple sensation de faim, de soif, perspective de plaisir que fait naître la vue, l'odeur, la représentation imaginative d'une chose. Cette sensation déterminante éveille nécessairement l'impulsion, fatalement comme un mouvement réflexe, mais avec cette différence capitale qu'ici, au lieu de solliciter directement le système nerveux moteur, l'excitation va porter sur le principe de nos actes personnels, met en cause notre personnalité. Aussi tout peut-il s'arrêter à l'impulsion, celle-ci peut trouver dans la volonté un obstacle à la réalisation de ses effets, elle peut rester à l'état de désir, dè sentiment.

Si maintenant, ces quelques principes posés, nous passons à la considération du rôle de l'instinct dans les conditions normales de l'existence, si nous envisageons d'un point de vue général et abstrait la finalité des opérations de l'instinct, il se révèle à nous comme une faculté vraiment précieuse et féconde en bienfaits, nous sommes forcés d'y reconnaître un instrument providentiel affecté à la conservation de l'individu et de l'espèce.

Ce caractère providentiel, un intéressant travail de mon ami Ch. Richet (1) le met, par exemple, en relief sur le terrain du goût et du dégoût. « Le dégoût semble exister pour nous sauver de la mort et de la douleur, funeste avant-coureur de la mort ; aussi trouve-t-on dans le danger ou l'inutilité des corps qui nous répugnent et des animaux qui nous font horreur la raison d'être de cette répugnance et de cette horreur. Ainsi les alcaloïdes,

____

(1) Ch. Richet, *Essai sur les causes du dégoût* (*Revue des deux mondes,* 1er août 1877).

ces poisons végétaux si terribles, sont tous d'une extrême amer-
tume ; les reptiles, dont un grand nombre sont redoutables à
l'homme, nous inspirent par leur vue et leur contact une extrême
répulsion ; les gaz putréfiés, les liquides purulents et sanieux des
plaies ont une odeur infecte, et ces trois qualités, différentes en
ce qu'elles affectent trois sens différents, le goût, le toucher et
l'odorat, ont cependant cela de commun que le dégoût est provoqué en nous et que nous sommes avertis du danger qu'il y
aurait à manger de la strychnine, à caresser une vipère et à res-
pirer des gaz putrides.....

« Le dégoût est donc, en dernière analyse, un sentiment instinctif de protection, variable selon les espèces, variable aussi
selon l'alimentation, les habitudes et l'éducation des individus.
Mais sous cette apparente diversité il y a une loi générale, qui
est la finalité, et ce n'est pas par hasard que nos dégoûts vont
s'adresser à tel ou tel être, à telle ou telle substance. C'est la
conséquence de l'hérédité qui a appris à nos ancêtres que ces
animaux ou ces substances devaient être dangereux pour nous.
Aussi l'instinct ne peut-il juger que de la forme et de l'appa-
rence ; il ne va pas au fond des choses et ne sépare pas les objets
nuisibles des objets qui ont l'air d'être nuisibles. »

Pour ce qui est de l'hérédité, sans méconnaître son influence,
je ne peux lui faire la part aussi large que mon ami, un peu
trop préoccupé, il me semble, des théories darwinistes (1). Si les
premiers hommes avaient été réduits à apprendre à leurs dépens,
sans rien qui les mît au préalable sur la défensive, quels étaient
les objets et les êtres nuisibles pour eux, auraient-ils eu le
temps de nous faire profiter par l'hérédité de leur expérience ?
Aussi crois-je que c'est à un don primitif que l'homme a dû de
faire choix pour sa nourriture de substances alimentaires, guidé
en cela par son goût. Mais Ch. Richet, lui aussi, du reste, il le
laisse voir plus loin, lorsque, poursuivant son étude, il montre
que, à l'inverse, d'une façon générale les substances qui nous
inspirent du goût sont celles qui peuvent nous être utiles. « Une
sensation spéciale nous avertit de la valeur des différentes substances au point de vue de la nutrition : cette sensation est sous
la dépendance du sens du goût. Le lait, le sucre, la viande sont
des aliments, et le goût nous en avertit, puisqu'il est excité agréa-

____

(1) Voir *loc. cit.*, quelques lignes plus haut, p. 671.

blement par le lait, le sucre, la viande. Il ne pouvait en être autrement. Il était impossible que la nature nous inspirât de la répugnance pour ce qui doit constituer et qui constitue en effet notre nourriture : en même temps que le goût proprement dit, par une association d'idées très simple, l'odorat et la vue sont affectés de telle sorte que les aliments nous plaisent par leur odeur et leur aspect. »

Ce n'est pas seulement pour nous faire reconnaître la qualité d'être propre à l'alimentation, c'est encore pour le choix individuel que nous faisons parmi les diverses substances de cet ordre, que nous avons un guide dans l'instinct. Il s'en faut, en effet, qu'il n'y ait lieu d'accorder à la diversité des goûts et des tendances d'autre mérite que celui de la variété. Que de fois la raison de ces différences se trouve dans le climat, la saison, l'âge, le sexe, le tempérament, les conditions d'existence, etc. Ce n'est pas par une sorte de caprice que les habitants des régions polaires ingèrent d'énormes quantités de graisses animales qui nous soulèveraient le cœur à nous habitants des zones tempérées. Ce n'est pas sans raison que les Anglais, les Allemands du Nord, mangent beaucoup, consomment soit beaucoup de viande, soit beaucoup de légumes farineux, recourent avec ardeur aux boissons fermentées, tandis qu'on voit des habitants du Midi n'avoir pour breuvage principal que de l'eau et vivre avec une frugalité bien faite pour surprendre les Septentrionaux. D'après le docteur Schultze, de Breslau, le thé aurait beaucoup d'analogie avec le café, à cette différence près qu'il ralentit moins le travail nutritif et qu'il agit plus fortement sur le système nerveux, à cause d'une plus grande proportion d'huile éthérée ; et ce serait là la raison pour laquelle les peuples qui consomment beaucoup de viande, les Anglais par exemple, en font un plus grand usage (1).

Dans le même sens que les climats agissent les saisons, en nous faisant rechercher pendant l'hiver les substances hydro-carbonées, graisses, féculents, boissons alcooliques, tandis que nous les délaissons au moment des chaleurs, pour les fruits, les légumes verts, les substances qualifiées vulgairement de rafraîchissantes.

Tout le monde sait que les enfants éprouvent plus souvent le besoin de manger que les adultes : cela s'explique par la rapidité

____

(1) Voir Guipon, *Traité de la dyspepsie*, 1864, p. 51, note.

de l'assimilation chez eux et les exigences de l'accroissement. Les sels calcaires en particulier sont nécessaires au développement du tissu osseux ; or, un médecin de la marine, le docteur Maurel, a rapporté à la Société de thérapeutique que, à la Guyane, où les eaux qui servent à la boisson sont si peu chargées de substances minérales (0,50 à 0,60), que c'est presque de l'eau distillée que l'on boit, on voit des enfants lécher les murailles peintes à la chaux des écoles (1). D'après Chambers (2), avant la puberté les petites filles, à l'état de santé, ont peu de goût pour la graisse, mais après elles en mangent instinctivement ; et, à l'appui de ce qu'il avance, il relate une observation que je trouve offrir assez d'intérêt pour mériter d'être traduite. « L'anecdote suivante, dit-il, montre quelle ligne de démarcation peut être tracée entre l'enfant et la femme, en ce qui concerne leurs goûts pour la nourriture, et comment l'achèvement du développement ne se traduit pas dans tel ou tel organe d'une manière exclusive, mais dans tout l'individu à la fois. Elle m'a été racontée par le principal acteur du drame : En 1825 ou 1826, feu M. Ridout, très estimé médecin des environs de Russel-Square, fut mandé à Saint-Albans pour y voir les apprenties qui, au nombre de soixante, étaient employées dans la manufacture de soie d'Abbey. Un grand nombre de celles qui demeuraient dans l'établissement présentaient un ensemble de symptômes obscurs à divers degrés d'intensité. L'examen des malades l'amena à soupçonner que les accidents qu'elles présentaient dépendaient d'un empoisonnement par le plomb et lui fit ordonner un traitement en conséquence. En même temps on réserva des échantillons d'eau pour l'analyse ; les pots à lait en faïence furent examinés au point de vue du métal en question, mais aucune substance délétère ne fut trouvée ; aucune partie des bâtiments n'avait été non plus récemment peinte. De nouveaux cas se montrèrent et les apprenties qui avaient guéri retombèrent et eurent une seconde fois des coliques. La cause était évidemment permanente. Le médecin ordinaire avait de la répugnance à admettre le diagnostic qui mettait les symptômes sur le compte d'un empoisonnement par le plomb, en raison d'une certaine liaison qui semblait exister entre l'apparition des troubles morbides et les

____

(1) Je dois la mention de cette communication à l'obligeance de M. le docteur E. Labbée.

(2) Chambers, *the Indigestions*. London, 1867, p. 54.

fonctions utérines. Non seulement les règles étaient arrêtées chez celles qui étaient atteintes, mais on remarqua que toutes les petites filles au-dessous de la puberté avaient entièrement échappé au mal, tandis que toutes celles chez qui la menstruation était établie, depuis les filles de quatorze ans jusqu'à la surintendante, femme d'un certain âge, étaient affectées à des degrés divers. L'enquête fut reprise pour trouver la voie par laquelle le plomb avait pénétré dans l'organisme, et le mystère fut à la fin révélé en examinant le fond d'un récipient à sel dans lequel on conservait de la graisse de porc. On reconnut qu'il était garni à l'intérieur par le métal délétère et que tous les bords des jointures avaient été imprégnés du carbonate toxique. On s'enquit alors auprès des apprenties elles-mêmes pour essayer d'arriver à rattacher cette découverte à ce fait anomal qu'une partie d'entre elles avaient été sauvegardées des accidents qui avaient frappé les autres. On apprit que cette graisse de porc était placée sur la table trois fois par semaine, mais jamais seule : on servait toujours en même temps de la viande fraîche, et les ouvrières avaient la liberté de prendre ce qui leur plaisait. Or, les questions qu'on leur adressa établirent ce fait, qu'on n'avait pas encore remarqué, c'est que toutes les grandes apprenties et les adultes mangeaient toujours du porc, tandis que toutes les petites filles, c'est-à-dire celles encore impubères, choisissaient invariablement le mouton. La maladie qui avait attaqué les unes et épargné les autres était une preuve de la vérité de ce qu'elles avaient avancé.

« Ce goût nouvellement acquis pour la viande grasse à l'âge de la puberté, ajoute Chambers, est un fait des plus intéressants et des plus curieux. Il s'observe principalement dans le sexe féminin, à cause de la profonde influence sur les actes vitaux de tout l'organisme que ce changement exerce chez elles, mais des indices du même genre peuvent se voir chez les garçons. »

Or, comment explique-t-il un pareil phénomène ?

« La simple croissance du corps est de bien près la même avant et peu après la puberté. Il n'est pas non plus facile de présumer ce que l'évacuation cataméniale peut avoir à faire avec les matières oléagineuses. Il est cependant un changement qui survient dans les excrétions d'un organe que la chimie moderne nous a appris à associer d'une façon étroite et particulière aux transformations chimiques de toutes les substances carbonées. C'est du côté des poumons que nous devons regarder pour tâcher d'expliquer les circonstances en question. Les recherches de MM. Andral et Gavarret ont fait voir que l'excrétion d'acide carbonique par les poumons s'élève, pendant l'enfance, en proportion très exacte avec la croissance, l'augmentation subissant une progression continue jusqu'à l'époque de la puberté.

« Chez les garçons elle paraît peu influencée par cette nouvelle fonction, mais il en est tout à fait autrement chez les filles: l'établissement de la menstruation chez elles produit un arrêt complet dans l'élévation du chiffre de carbone ainsi éliminé, et quelquefois même lui imprime un mouvement rétrograde. Lorsque ce changement organique s'est effectué, l'exhalaison d'acide carbonique recommence à augmenter, et chez les femmes adultes elle est sensiblement la même que chez les hommes adultes. L'utérus alors et les actes vitaux dont il est le siége jouent un rôle important dans la décomposition du carbone contenu dans l'économie. Si nous réfléchissons là-dessus, les changements dans la fonction digestive, qui fournit ce carbone, et dans les instincts qui président à l'alimentation ne nous étonneront pas, puisqu'ils accompagnent la transformation radicale qu'éprouvent les organes de la génération à la puberté. »

Des considérations analogues rendent compte d'autres variétés dans les goûts alimentaires, de celles, par exemple, qui tiennent aux tempéraments, peut-être de celles qui, je serais tenté de le dire, dépendent des caractères : car il m'a semblé remarquer que les personnes à esprit positif étaient plus carnivores que celles de tendances plus poétiques et plus rêveuses, de sorte qu'on pourrait dire en ce sens, jusqu'à un certain point: Dis-moi ce que tu manges, je te dirai qui tu es. Mais je n'insiste pas. — Les conditions d'existence ont une influence non moins marquée et non moins facile à comprendre. Une vie qui nécessite une forte dépense musculaire ne provoque pas les mêmes choix dans l'alimentation que des habitudes sédentaires et calmes.« Les gros aliments réputés indigestes (viande de porc, etc.), dit Lallemand (1), nécessitent un fort et long travail de la part de l'estomac ; aussi ils alourdissent la tête, comme le savent bien les personnes sédentaires, les hommes de lettres, tandis que les gens qui font un violent exercice à l'air, comme les hommes de la campagne,

(1) Lallemand, *Observations pathologiques propres à éclairer plusieurs points de physiologie*, thèse de Paris, 1818, p. 78 et 80.

recherchent ces aliments parce qu'ils épuisent pour fort long-temps le sentiment de la faim. Les aliments tels que légumes, fruits, salades, traversant l'estomac sans s'y arrêter longtemps, ne le fatiguent pas, ce qui explique la prédilection des femmes, enfants, et des personnes à estomac peu robuste pour les sub-stances peu nutritives, crues, fruits, etc. »

Toute l'explication n'est peut-être pas là : on peut penser que les individus forts, qui travaillent beaucoup, demandent avant tout à l'alimentation d'être réparatrice, et par suite dédaignent plus les qualités de saveur que les personnes n'ayant pas les mêmes exigences organiques.

Quant à cette proposition de Lallemand, que les bouchers mangent fort peu et surtout peu de viande, parce qu'ils absorbent par la peau et par les poumons des molécules nutritives, c'est une explication inadmissible. Celle-ci doit être bien moins cher-chée, ce me semble, dans un degré inférieur de besoin que dans l'obligation où ces gens sont, non seulement de manier une viande crue, sanguinolente, dont la cuisson n'a pas dissimulé la provenance cadavérique, mais d'avoir le sens de l'odorat im-pressionné pendant des heures par les émanations de cette viande. Or, cette circonstance n'est pas indifférente au point de vue de la production de l'appétit pour cet aliment en particulier : car l'in-stinct nous pousse à la variété dans l'alimentation, et nous allons voir qu'ici encore il est en harmonie avec les nécessités physiolo-giques. « L'usage exclusif d'un même aliment, bien que complet, aboutit à la satiété, au dégoût, à la dyspepsie, et cela est en rap-port avec une diminution réelle, dans la quantité du suc gas-trique comme on peut le constater en faisant l'expérience sur un sujet porteur d'une fistule stomacale (1). » — « Ce même physio-logiste (L. Corvisart) a reconnu également que la sécrétion du suc gastrique est d'autant plus abondante que l'aliment ingéré est moins habituel à l'animal, fait qui est bien en rapport avec la nécessité de varier autant que possible l'alimentation (2). » Cette nécessité s'impose bien plus impérieusement encore en ce qui concerne la constitution chimique des aliments, elle tient aux lois de la nutrition, et la nourriture de tous les peuples révèle, dans des procédés divers comme leurs ressources, la tendance à y satisfaire.

(1) Raymond, *Des dyspepsies*, thèse d'agrégation, 1878, p. 102.
(2) A. Luton, *Nouv. Dict. de méd. et de chir.*, article ESTOMAC, t. XIV, p. 156.

Egalement justifiable devant la physiologie est l'habitude générale d'assaisonner les mets, d'agrémenter notre nourriture de condiments, d'épices. La sécrétion des sucs digestifs s'en trouve favorisée.

Est-il besoin de faire remarquer encore le rôle protecteur des divers mouvements (de défense, de fuite, de rétablissement de l'équilibre, etc.), que la menace du danger inspire à l'instinct?

Mais en voilà assez long sur ce thème. De tout ceci le caractère providentiel général de l'instinct ne ressort-il pas comme une conséquence suffisamment claire et légitime, et par suite ne peut-on pas en tirer cette conclusion, c'est que, si tels sont les services de l'instinct dans une foule de circonstances de l'état normal, c'est une raison pour que nous lui prêtions au moins attention lorsque nous nous trouvons en présence de ses manifestations dans les états particuliers créés par la maladie?

Ceci ne veut pas dire qu'on doive s'incliner passivement devant l'instinct. L'impulsion instinctive, je l'ai déjà dit, est sous la dépendance immédiate de la sensation qui la précède et la détermine ; avec l'obéissance aveugle du soldat pour son chef, elle répond à son incitation sans distinction de sa source. Or, que, au lieu de reconnaître sa cause habituelle et régulière, cette sensation soit due à une condition accidentelle, anormale, plus ou moins morbide, le terme auquel aboutit cette chaîne à trois anneaux pourra se trouver bien modifié dans sa valeur ; le résultat définitif ne sera plus favorable, mais erroné, inutile ou nuisible. Ces limites de l'instinct, il faut franchement les poser.

Mais ce n'est pas tout. Il ne suffit point, par exemple, que dans un cas donné l'instinct soit en rapport avec un besoin réel de l'organisme et ne tienne pas à une fausse sensation de besoin, pour qu'on soit en droit de lui accorder pleine satisfaction ; d'autres considérations peuvent avoir lieu d'intervenir. Prenez un malade approchant de la fin d'une fièvre typhoïde : l'inappétence des premiers temps a fait place chez lui à un désir, instamment exprimé, de nourriture. Cette faim, c'est le cri d'un organisme épuisé par la maladie, les combustions fébriles exagérées et la diète concomitante. Elle se justifie donc bien. Mais la température reste encore élevée ; mais l'économie est sous le coup d'un affaiblissement général, dont le système digestif n'a certes pas été le dernier à ressentir les atteintes : dans ces conditions, permettre un repas un peu copieux serait imposer aux organes de la digestion un travail excessif, qui s'accuserait vite par la recrudescence de la fièvre, la réapparition des phénomènes généraux, sans compter les lésions accidentelles auxquelles expose l'altération des tissus.

De même, par une haute température, le corps tout en sueur, mettez-vous à avaler d'un trait une grande quantité de liquide froid, vous risquez fort d'avoir à vous en repentir ; et cependant votre imprudence satisfaisait les aspirations légitimes d'un organisme desséché et surchauffé.

Mais quoi ! ces dangers autorisent-ils à jeter l'invective sur l'instinct ? Cette soif, cette faim, étaient-ce donc des instruments de perdition !... Est-ce qu'il est permis d'oublier que, dans un fonctionnement régulier de nos facultés, à côté de l'instinct entre en jeu une faculté supérieure, la raison, destinée à le contrôler et à le diriger? de même qu'il faut un certain contrôle aux informations des organes des sens, qui, seuls, sont susceptibles de nous induire en erreur. En somme, le médecin se trouve en face d'un problème complexe, pour la solution duquel il devra peser tous les éléments divers qui le constituent : situation du malade , effets qui suivront l'accomplissement de son désir, retentissement qu'il y a à en attendre sur les autres phénomènes, etc.; et c'est après avoir établi la présomption de la prédominance des avantages ou des désavantages qu'il devra décider s'il y a lieu de céder à l'instinct, de passer outre au contraire, ou dans quelles limites on peut le contenter. C'est, en effet, souvent avant tout une question de mesure. L'instinct est une cloche qui ne rend qu'un son ; il faut consulter la voix des autres renseignements pour s'assurer que les indications qui en résultent ne sont pas en désaccord avec lui et moyennant quelles précautions on peut établir l'harmonie. Chien de garde vigilant, l'instinct nous avertit de la présence d'un ennemi et ne tend qu'à courir droit à sa rencontre : à l'intelligence à voir s'il ne faut pas faire appel à la tactique. Mais le point sur lequel j'insiste, c'est que l'instinct est un élément, dans le problème de la conduite à tenir, que le médecin ne doit pas négliger ; c'est que, en face d'une tendance ou d'une répugnance marquée d'un malade, le médecin doit s'arrêter pour se demander s'il n'y aurait pas là une indication dont il pourrait profiter, au moins pour le soulagement des souffrances. Rien n'est sans raison dans la nature ; tout symptôme même peu important a sa signification et sa valeur, qu'il faut viser à découvrir, dont il faut tâcher de tirer parti. Qu'on se garde donc, en raison des contradictions fréquentes qui surgissent à nos yeux entre les désirs instinctifs ou les répulsions des malades et l'intérêt bien entendu de leur santé, de se laisser aller à un sceptique et ironique dédain à l'endroit de l'instinct; qu'on examine le cas et qu'on cherche au moins à se rendre compte; souvent on aura tout à y gagner. Il est aisé de rire de la bizarrerie apparente des caractères hiéroglyphiques; mais plus malin que le rieur est celui qui en déchiffre le sens.

C'est cette étude de la valeur qu'il faut accorder à l'instinct, de la mesure où il convient de le satisfaire, dans les principaux troubles morbides où nous pouvons avoir affaire à ses manifestations, que j'ai ieu l'idée d'essayer, désireux surtout de provoquer l'attention et la réflexion des médecins sur cette question, dont l'intérêt pratique se trouve doublé d'un intérêt philosophique.

Au lieu de faire une revue et une inspection successives des maladies, j'ai jugé préférable de procéder, dans la [division de mon sujet, par tendances instinctives, la même tendance étant susceptible de se rencontrer dans différents états pathologiques.

Je commencerai par ce qui concerne *l'appétit*, quant à la quantité et quant à la qualité des aliments.

Avant de parler de la diminution et de l'exagération, quelques observations ne rentrant pas directement dans l'un ou l'autre de ces paragraphes. — « On ne doit pas, dit Hippocrate, refuser des aliments à un enfant qui en demande, quelle que soit la maladie (1). » Cette règle évidemment ne saurait exclure la prudence, et même c'est plutôt l'âge que l'instinct qu'elle vise. Un auteur moderne toutefois exprime encore plus de confiance quand il dit, parlant du traitement de la pneumonie: «... Loin de mettre l'enfant à la diète, je lui donne du bouillon de bœuf et du lait à discrétion. J'entends à la discrétion de l'enfant, que l'instinct seul dirige, mais non à celle des parents, qui raisonnent et que souvent les préjugés dominent (2). »

Dans la convalescence des maladies fébriles, comme indice annonçant le retour à la santé et le moment où il faut songer à

____

(1) Hirtz et Bernheim, *Nouv. Dict. de méd. et de chir.*, art. Diète, t. XI, p. 473,

(2) Cadet de Gassicourt, cité par V. Hanot, *Du trait. de la pneum. aiguë*, th. d'agrég., 1880.

réparer les pertes de l'organisme, l'appétit est un guide, sinon certain, du moins de grande valeur pour le médecin.

« Lorsque la maladie arrive à son terme avant l'inanition, c'est-à-dire avant que l'organisme n'ait subi une exténuation dangereuse, l'incertitude est difficile ; les malades éprouvent, en général, le sentiment de la faim avec la netteté qui caractérise les besoins légitimes ; le désir de prendre des aliments n'est pas le résultat d'un raisonnement qui calcule le temps écoulé depuis le commencement de la diète.

« La faim véritable, la faim de l'estomac, doit toujours être prise en considération. Il n'est pas nécessaire d'attendre, pour la satisfaire, le calme complet de la circulation et surtout la disparition intégrale des manifestations organiques des maladies(1)...» Quant à la question de mesure, j'y reviendrai plus loin.

Les maladies de l'estomac commandent d'assez nombreuses réserves vis-à-vis de l'appétit. Si, à propos de l'hygiène préventive de la dyspepsie, tout en jugeant important de ne pas trop multiplier le nombre des repas, Nonat dit : «On ne saurait, à cet égard, poser des préceptes absolus, car si quelques personnes se contentent de deux repas par jour, il en est d'autres à qui trois et même quatre sont nécessaires. Ces besoins varient selon les âges, les sexes, les professions, les conditions sociales et les dispositions individuelles (2) ; » il dit, en traitant de la maladie : « Il importe expressément de ne pas prendre l'appétit des malades comme le criterium de leur régime et comme la mesure de la quantité d'aliments qu'on peut leur permettre. L'appétit, en effet, est loin d'être toujours en rapport avec les aptitudes des organes digestifs... La remarque que je consigne ici est capitale, et l'on s'exposerait, en la négligeant, aux accidents les plus fâcheux. Il semble si naturel de satisfaire la faim et de se nourrir en proportion de l'appétit. Les personnes du monde ne sont que trop portées à raisonner ainsi ; mais il n'est pas permis à un médecin de souscrire à des préjugés si grossiers (3). » Là-dessus c'est un concert de voix. Ainsi Guipon dit à son tour : « L'appétit n'est pas un meilleur guide, ni pour permettre, ni pour défendre telle ou telle quantité d'aliments, car, tandis que chez

(1) Marrotte, *Étude sur l'inanitiation* (*Bull. de Thérap.*, 1852), cité par Lorain, th. d'agrég., 1857 : *Du régime dans les maladies aiguës,* p. 69.

(2) Nonat, *Traité des dyspepsies,* 1862, p. 214.

(3) *Ibid.,* p. 168.

les uns il est excessif et dépasse les aptitudes digestives, chez les autres il est à peu près nul et ne conduirait, s'il était écouté qu'à prendre une nourriture de plus en plus insuffisante (1). » Et de même Willième : « On serait tout naturellement porté à croire que la vivacité de l'appétit fournit toujours une mesure assez exacte de la quantité d'aliments que l'on peut permettre au dyspeptique ; ce serait étrangement se tromper ; le degré de la faim est loin d'être dans toutes les circonstances en harmonie avec la puissance de l'estomac (2). »

Cela va de soi. La sensation de faim et l'aptitude digestive n'étant pas en relation nécessaire, l'impulsion instinctive qui résulte de la première ne peut avoir de signification précise quant à la seconde. C'est ce qui apparaît en particulier dans ces cas de dyspepsie ou de gastrite chronique, par exemple, dont parlent Willième (3) et Andral (4), où les malades croient se sentir besoin, s'imaginent qu'ils vont pouvoir absorber une assez grande quantité d'aliments, et, à peine ont-ils mangé, sont obligés de s'arrêter par la satiété et le dégoût qu'ils éprouvent, ou bien dans lesquels, au contraire, ils « ont besoin de toute l'énergie de leur volonté pour résister à l'instinct très vif qui les pousse à continuer à manger une fois qu'ils ont commencé un repas », l'expérience apprenant combien il était fâcheux de céder. L'instinct n'est pas coupable ici, mais assurément insuffisant. Alors même toutefois il sert comme symptôme pouvant éclairer sur la nature du trouble pathologique.

Les mêmes remarques peuvent s'adresser à ces cas d'excitabilité de l'estomac où, malgré la persistance de l'appétit, les aliments ingérés ne peuvent être gardés, comme cela, par exemple, arrive quelquefois subitement chez les enfants (5), ou comme dans les vomissements incoercibles de la grossesse.

Diminution de l'appétit. — Les maladies aiguës fébriles prê-

(1) Guipon, *Traité de la dyspepsie,* 1864, p. 259.
(2) Willième, *Des dyspepsies dites essentielles,* 1868, p. 438.
(3) *Ibid.,* p. 438 et 524.
(4) Andral, *Clin. méd.,* 4ᵉ édit., t. II, p. 136 et 137. — Je veux déclarer ici que, bien entendu, je n'accepte aucune responsabilité quant à la valeur des classifications nosologiques des auteurs à l'autorité desquels j'ai recours, quant à la légitimité des termes *gastrite, dyspepsie,* des divisions de la dyspepsie, etc. C'est le point de vue clinique qui importe avant tout à mon sujet.
(5) Voir West, *Diseases of Infancy and Childhood,* 6ᵉ édit., p. 603.

tent à des considérations d'ensemble. A la période prodromique les divers malaises révélateurs de l'atteinte portée à l'économie s'accompagnent d'une inappétence qui ne fait que s'accentuer lorsque les symptômes positifs éclatent, que la fièvre s'installe franchement. Dans ces cas, l'instinct du malade et son intérêt marchent de pair. De tout temps les médecins ont été d'accord pour avoir une thérapeutique conforme, dans une plus ou moins grande mesure, à cet instinct. « Victus ratio non alia esse debet quam tenuissima, qualem nempe cibi cujusque fastidium atque aversatio suadet. Quæ tanta plerumque est ut ægri per aliquot dies ab omni alimento abstinere cogantur (1). »

« Les prescriptions diététiques se bornaient, pendant le premier stade, à ne pas faire manger le malade, ce qui était d'accord avec son propre instinct (2). » Mais à quoi bon des citations? C'est là une pratique générale. En effet, l'organisme est en proie à un trouble profond, le jeu harmonique des fonctions est dérangé, le pouvoir régulateur du système nerveux sur la circulation et les combustions est ébranlé : il est donc indiqué d'user de grands ménagements à l'égard de cet organisme, sous peine d'exaspérer l'incendie, de porter les phénomènes fébriles aux proportions les plus inquiétantes. Outre cela, l'appareil digestif a été touché pour sa part dans cette atteinte générale : la plupart du temps dans l'état fébrile les muqueuses des premières voies digestives ont leurs sécrétions diminuées, sont recouvertes de débris épithéliaux, de saburres; et on a beau attribuer à l'enduit épais de la langue le défaut d'appétit et le dégoût pour la nourriture et en conclure, comme Piorry (3), que ce n'est pas une raison suffisante pour engager à priver le malade d'aliments, il est probable que ces désordres s'étendent au-delà de la bouche et du pharynx et que, par suite, la muqueuse gastrique n'est pas apte à remplir ses fonctions comme à l'état de santé; et j'en veux voir une preuve dans l'absence d'appétit elle-même; car, bien qu'on prétende que la sensation de la faim ne prend pas son point de départ dans l'estomac, il me paraît difficile que l'état général qui lui correspond ne s'accompagne pas d'un état particulier de la muqueuse gastrique : le fait que nous rapportons cette sensation à la région stomacale n'est peut-être pas aussi insignifiant sous ce rapport

(1) Borsieri, *De morbillis;* cité par Lorain, *loc. cit.*, p. 31.
(2) Magnus Huss, *Du typhus;* cité par Lorain, *loc. cit.*, p. 31.
(3) Voir Lorain, *ibid.*, p. 38.

qu'on le suppose, car, en dehors de l'état pathologique, les sensations naissent en général au lieu où on les rapporte ; les expé-
rimentateurs ont vu que le désir provoqué par la vue d'un mor-
ceau|de viande, chez un chien, existe la sécrétion du suc gastriqu e;
un état morbide local peut donner lieu à de fausses sensations
de faim ou, au contraire, ne pas permettre à cette sensation de
se produire, malgré le besoin réel de nourriture, si bien que,
faute de sa cause excitatrice immédiate, l'impulsion instinctive
n'est point éveillée ; la simple modification fonctionnelle locale
due à l'ingestion d'aliments suffit pour faire disparaître la sensation de faim, avant que l'organisme ait pu bénéficier des produits
de la digestion ; enfin pour la soif, cette faim de l'eau, peut-on
nier la sécheresse positive de la bouche?

Il est encore plus important de tenir compte de l'état du tube
digestif, dans les maladies telles que l'embarras gastrique, la
gastrite aiguë, le ramollissement de l'estomac, l'entérite, etc.,
où il est l'organe primitivement en cause et où aux effets de la
fièvre s'ajoute, en prédominant le plus souvent, la susceptibilité
spéciale qu'il tire de ces altérations primitives particulières.
L'instinct peut se trouver armé alors non seulement de l'inappétence, mais de la crainte des douleurs et des vomissements.

Mais la diète est chose élastique demandant à être dirigée par
le médecin ; trop rigoureuse et trop prolongée, elle peut avoir de
funestes conséquences. Or, il peut arriver un moment dans les
maladies fébriles, avant la convalescence franche, où, par suite
de la débilité générale due à la maladie et au défaut d'alimentation, le système nerveux central n'est plus en état de réagir sous
l'influence du besoin de nourriture, où la sensation de faim est
insuffisamment perçue, cas dans lesquels en conséquence l'instinct
est plutôt absent que trompeur. « Prenez un malade atteint de fièvre
et souffrant en même temps des effets d'une abstinence prolongée,
dont la sensibilité est émoussée et dont toutes les fonctions sont
dérangées, il est possible que ce malade, surtout s'il est atteint de
délire, ne demande pas à manger, quoiqu'il ait besoin d'aliments...

« Vous penserez peut-être qu'il n'est pas nécessaire de donner
des aliments à un malade qui semble n'avoir pas d'appétit et ne
pas se soucier de manger ; c'est comme si vous permettiez l'ac-
cumulation de l'urine dans la vessie, parce que le malade ne
témoigne pas le besoin d'uriner (1). »

(1) Graves, *Clinical Lectures*, Dublin ; cité par Lorain, p. 58.

« Quelques malades ne ressentent pas la faim ou la ressentent si peu accentuée, si passagère, qu'eux-mêmes n'en tiennent aucun compte : elle ne se réveille qu'au contact des aliments. Quelquefois ce réveil est subit; d'autres fois, il se fait attendre plusieurs jours. Si le médecin ne reconnaît pas l'inanitiation à la lenteur du pouls et de la respiration, à la température peu élevée de la peau, à l'inappétence elle-même; s'il ne contraint pas en quelque sorte son malade à manger ; s'il ne supplée pas à l'abondance des repas par leur multiplicité, la faiblesse fait des progrès et la mort arrive à pas plus ou moins lents. »

« Avant de fléchir au point de ne plus pouvoir se relever luimême, l'organisme fait bien souvent un dernier appel, appel quelquefois énergique, d'autres fois timide, et qui, à cause de cela, n'est pas toujours entendu et écouté. Il en est chez qui la faim ne parle pas si on les interroge ou s'ils s'interrogent eux-mêmes ; il est même nécessaire que l'ingestion d'un peu de bouillon et de vin réveille l'instinct de l'estomac. Enfin les malades, épuisés par une affection grave et par une longue abstinence, sont incapables d'exprimer le besoin de manger par une demande directe : il faut en saisir la manifestation au milieu de leur délire loquace. »

« Lorsque l'inanitiation est arrivée à la période adynamique, les malades sont beaucoup plus difficiles à nourrir. Non seulement ils ne désirent pas les aliments, mais il les repoussent, quelquefois avec une résistance, avec une force de volonté dont on ne les croirait pas capables. Il faut alors les leur mettre dans la bouche, les stimuler du geste et de la voix, pour qu'ils se décident à avaler, et cela bouchée par bouchée, en y mettant le temps et la patience convenables (1). »

Les affections chroniques constituées par une altération anatomique de la paroi stomacale s'accompagnent souvent d'inappétence, en rapport surtout avec les difficultés et les douleurs des digestions. Dans la gastrite chronique elle n'est pas constante, elle peut aller jusqu'à l'aversion pour les aliments, elle peut aussi ne naître que quelques instants après le début du repas.

Dans le cancer de l'estomac, elle est variable aussi, mais commune. L'appétit peut de même être diminué dans la dilatation de l'estomac, bien que d'autres fois ce soit le symptôme

(1) Marrotte, *Étude sur l'inanitiation* (*Bull. de Thérap.*, 1852); cité par Lorain, *loc. cit.*, p. 69, 70, 73, 74, 76.

contraire qu'on observe. Lallemand, par exemple, rapporte dans sa thèse (1) une observation présentée par Lieutaud à l'Académie des sciences en 1732, où il est dit qu'un homme, à l'autopsie duquel on trouva l'estomac rempli et distendu, avait éprouvé des plénitudes d'estomac avec pesanteur, douleur sourde dans les environs, envies de vomir sans vomissements, et une répugnance presque invincible pour les aliments et les remèdes.

Dans l'ulcère simple, « l'appétit diminue et se perd graduellement ; à une certaine période de la maladie, la répugnance pour l'alimentation est d'autant plus prononcée que l'ingestion des aliments augmente le malaise, et, en définitive, les malades ne sont à leur aise que lorsque leur estomac est dans un état complet de vacuité (2). »

L'hésitation n'est guère de mise ici ; cet instinct ne doit pas être combattu directement ; il doit seulement être tourné, puisqu'il n'est en rapport qu'avec l'état local de l'organe, dont il est un signe traducteur, mais qu'il ne peut être interprété comme une indication à l'abstinence complète. Il faut surtout s'appliquer à faire prendre des aliments faciles à supporter, inoffensifs, et à diminuer la douleur, tâcher que la répugnance ait le moins possible raison de naître.

Je voudrais dire un mot de l'indigestion. En général, au moment où les vomissements apparaissent, l'entourage se montre très disposé à faire avaler une infusion ou un stomachique quelconque au patient, qui ne l'accepte qu'avec assez de répugnance, vu l'excitation et l'intolérance actuelles de son estomac. Je crois que, au fort de la crise, c'est tourmenter le malade sans avantage, et qu'il vaut mieux le laisser tranquille, comme il le désire.

L'inappétence se rencontre aussi dans des états morbides moins nettement définis. C'est un symptôme fréquent chez les dyspeptiques. « Bien que l'appétit puisse être normal, dit Willième, il est dans le plus grand nombre des cas diminué, nul, inégal ou irrégulier...

« Chez quelques sujets l'appétit peut être nul pour un temps plus ou moins long, mais son absence ne s'associe à aucun dégoût pour les aliments ; ces personnes justifient à la lettre le

(1) Lallemand, *Observations pathologiques propres à éclairer plusieurs points de physiologie*. Paris, 1818, p. 65.
(2) Trousseau, *Clin. méd.*, 1865, t. III, p. 77.

proverbe, l'appétit leur vient en mangeant ; c'est-à-dire qu'elles s'asseyent à table sans ressentir le besoin et mangent néanmoins avec plaisir la plupart des mets qui se présentent. L'anorexie complète jointe au dégoût est beaucoup plus rare ; elle se montre parfois avec un caractère des plus opiniâtres chez les personnes très affaiblies ou profondément chlorotiques. L'aversion pour les aliments peut même aller si loin en pareil cas, que l'on est obligé, comme le fait remarquer M. Marcé, de forcer les malades à prendre des aliments pour les empêcher de mourir d'inanition. Les substances absorbées dans ces conditions se digèrent souvent mieux qu'on ne le supposerait, car il ne s'ensuit pas toujours, « parce que l'appétit est mauvais, que la puissance diges-
« tive soit diminuée dans la même proportion ; l'on voit parfois
« certaines personnes digérer fort bien, quoique, par suite de
« l'absence de tout désir pour les aliments, elles doivent faire
« effort sur elles-mêmes pour manger (Child) (1). »

Cette citation montre qu'on aurait tort de laisser les malades de cette catégorie s'abandonner à leur instinct. Le professeur G. Sée, dans son récent ouvrage sur les dyspepsies gastro-intestinales, insiste beaucoup sur la possibilité de digérer et d'absorber les aliments malgré l'anorexie ou même le dégoût. Quoi qu'il en soit, cet instinct a une raison d'être, qu'il faut rechercher, car le jour jeté ainsi sur la situation permettra une conduite mieux appropriée. Dans certains cas, c'est aux difficultés des digestions, à la douleur, aux vomissements même, provoqués par la présence des aliments dans l'estomac, et à la crainte instinctive de leur retour que peut se rattacher la répugnance pour la nourriture. On est tenu alors aux ménagements voulus. D'autres fois la cause est différente. Dans la chlorose, il faut remarquer que, grâce à l'alanguissement général, le mouvement nutritif est diminué : « les chlorotiques dépensent peu et réparent peu » (2) ; le besoin est donc réellement moindre. D'autre part, et ceci s'étend à tous les états anémiques et cachectiques qui s'accompagnent d'inappétence, phthisie, leucocythémie, maladie d'Addison, etc., il existe une condition analogue, dans une certaine mesure, à celle des malades inanitiés à la suite d'une maladie fébrile, dont j'ai parlé plus haut : le système nerveux est atteint par l'altération générale de la nutrition, la per-

(1) Willième, *loc. cit.*, p. 236.
(2) Lorain, *Nouv. Dict. de méd. et de chir.*, Chlorose, t. VIII, p. 308.

ception centrale est diminuée, il réagit moins contre l'état de besoin ; et, de plus, on peut penser que, de même qu'il y a un alanguissement musculaire, que nous révèle l'éloignement pour l'exercice, le tube digestif est en proie à une certaine torpeur, qui ne permet pas aux conditions génératrices de la sensation d'appétit de se réaliser d'une manière suffisante. Aussi un surcroît de stimulation périphérique, tel que celui causé par le contact d'aliments, est-il capable de réveiller la sensibilité et de ranimer le fonctionnement. L'instinct était ralenti par suite de la faiblesse de la sensation. Peut-être aussi est-il quelquefois légitime d'admettre, avec Willième, une sorte d'anesthésie gastrique comparable à celle de la peau.

Lorsque la répugnance dépend de l'hypochondrie, lorsqu'on a affaire à ce délire partiel dont parle Marcé, à cette anorexie hystérique analysée par Lasègue (*Arch. gén. de médecine*, 1873), où l'esprit des jeunes filles est hanté par la conviction qu'elles ne doivent ni ne peuvent manger, ce n'est plus l'instinct qui est en cause, c'est l'état mental ; la perversion intellectuelle prime tout.

Augmentation de l'appétit. — On peut faire quelques observations relatives à l'hygiène. Certaines personnes ont à l'état normal un appétit vorace que, parfois, on a pu rapporter à une disposition anatomique du tube digestif. Il n'y a naturellement pas à intervenir tant qu'elles ne sont pas malades.

Il n'y a pas non plus beaucoup à s'en préoccuper quand il apparaît sous l'influence d'une médication. Chambers, parlant du régime propre à faire maigrir, dit : « Si les sujets de l'expérience sont réellement d'une corpulence excessive, ils se nourrissent aux dépens de leur propre graisse, et ils se soumettent avec facilité et avantage à la discipline ; dans le cas contraire, le désir instinctif devient si fort, qu'ils ne peuvent résister à la vue sur la table de la bonne chère défendue (1). » En pareil cas la question est de juger si l'état de santé commande de laisser péricliter le succès du traitement.

Chez la femme grosse, l'augmentation de l'appétit se conçoit. « Il n'y a pas lieu de l'empêcher de satisfaire sa faim, pourvu qu'elle n'aille pas au-delà de la satisfaction de ce besoin par le faux raisonnement qu'*elle doit manger pour deux* (2). »

« Le régime de la femme qui allaite, dit Lorain, est le plus

(1) Chambers, *loc. cit.*, p. 70.
(2) Stoltz, *Nouv. Dict. de méd. et de chir.*, GROSSESSE, t. XVII, p. 46.

souvent livré au caprice ou au hasard et n'est nullement dirigé.
Les pauvres gens, qui sont en majorité, suivent la loi de la nature
et ne connaissent guère d'autres prescriptions que celle que leur
lègue une tradition aveugle. Cependant la force de l'instinct est
telle, qu'il l'emporte souvent sur la science elle-même...

« Souvent l'appétit est notablement accru par l'allaitement,
et les facultés digestives acquièrent une singulière activité. Les
repas devront être fréquents (1). »

« Quant à la nécessité d'ajouter un supplément à la nourriture d'un enfant qui a dépassé huit ou dix mois, elle est reconnue
par tous les auteurs, et ne le fût-elle pas, que l'instinct des
mères et les manifestations d'appétit non satisfait de la part de
l'enfant rendraient cette pratique indispensable (2). »

Beau dit, dans son traité de la dyspepsie, que les enfants qui
souffrent de la faim par suite d'une alimentation insuffisante ne
savent pas se rendre compte de leur besoin, seulement qu'ils
deviennent de mauvaise humeur, grognons, irritables. L'instinct
est donc un peu en défaut ou incomplet chez eux ? Qu'on
remarque d'abord que, pour ce qui est du tout petit enfant au
moins, lorsqu'il a faim, il n'a guère à sa disposition que ses cris ;
il ne peut pas aller prendre le sein de sa nourrice. Et puis il
semble vraiment que, dans le premier âge, la nature ait reporté
sur la vigilance des parents une partie du rôle protecteur dévolu
à l'instinct chez les êtres vivants. Voyez un bébé endormi : vous
pouvez vous approcher de son berceau, le toucher, lui prendre la
main ; il ne bougera pas : sa mère est là pour le défendre. Pas
plus que le mal, il ne paraît connaître le danger.

Dans la convalescence des maladies aiguës fébriles, au déclin
des fièvres éruptives, de la fièvre typhoïde, le degré qu'atteint l'appétit dont s'accompagne le retour à la santé, surtout chez les
jeunes sujets, offre souvent, avec l'inappétence des premiers
jours, un contraste bien fait pour frapper. Les malades se
plaignent de la faim, réclament avec instance de la nourriture.
Comment méconnaître l'éloquence de cette voix de l'instinct ?
Comment ne pas saisir l'indication d'aider à la réparation de
l'organisme ? Et cependant, c'est bien le cas de se rappeler que
l'instinct ne permet point de se passer de la raison. Qu'on n'ou-
blie pas l'exemple célèbre des naufragés de *la Méduse*. Oui, il

---

(1) Lorain, *Nouv. Dict. de méd. et de chir.*, t. Ier, ALLAITEMENT, p. 729.
(2) *Ibid.*, p. 730.

faut donner alors à manger, mais en se gardant de n'avoir pour
mesure que le désir des malades. Ils sont plus ambitieux que
puissants. Leur organisme affaibli, altéré, est d'une susceptibilité qui peut devenir la source de dangers plus ou moins sérieux.
« L'état de l'appareil digestif serait caractérisé, d'après Réveillé-
Parise, par ces deux phénomènes : sensibilité en plus, contrac-
tilité en moins. Cet état explique, en effet, d'une part, la faim
hâtive, tourmentante, insupportable ; d'autre part, si ce besoin
est complètement satisfait, les pesanteurs d'estomac, le gonfle-
ment abdominal, les flatuosités, les digestions laborieuses, enfin
les diarrhées, qui ne prouvent que trop combien la force tonique
de l'appareil digestif est hors de proportion avec la sensibilité (1). » En un mot, la conduite intelligente consiste à laisser
manger, mais à ne donner que d'une main prudente. La nature
a indiqué la voie au médecin ; à sa science et à sa sagesse
à guider dans ce chemin.

Dans la convalescence de la gastrite aiguë se déclare de même
un appétit très marqué, qui ne demande pas moins de prudence.
Nous avons vu que la gastrite chronique pouvait amener de la
diminution de l'appétit. « Dans d'autres cas le besoin de réparation se traduit par des appétits d'une violence telle, que, s'ils ne
sont pas immédiatement satisfaits, les malades tombent en
défaillance. Cette fringale peut revenir plusieurs fois par jour,
et, pour l'apaiser, il suffit ordinairement que les malades
prennent très peu de chose ; car ce n'est pas là une véritable
faim, et, dans la plupart des cas, ce besoin si impérieux d'intro-
duire quelque aliment dans l'estomac se change en un prompt
dégoût (2). » Des souffrances atroces peuvent même, d'après
Bottentuit (3), accompagner le travail de la digestion et rendre par
là la faim d'autant plus pénible. Le malade se trouve ainsi livré
successivement à deux impulsions contraires ; mais, pour le
médecin, l'embarras ne peut subsister.

L'exagération d'appétit peut être un symptôme aussi de la dilatation d'estomac. Ainsi Andral, dans sa *Clinique médicale* (4), cite
une observation, publiée par M. Bouillaud dans le *Journal hebdo-
madaire de médecine* (déccembre 1833), d'un homme à l'autopsie

<hr>

(1) Fernet, *Nouv. Dict. de méd. et de chir.*, Convalescence, t. IX, p. 339.
(2) Andral, *loc. cit.*, p. 137.
(3) Bottentuit, *Des gastrites chroniques*, thèse de Paris, 1869.
(4) Andral, *loc. cit.*, p. 91.

duquel on trouva l'estomac tellement dilaté, qu'il remplissait tout le côté gauche de la cavité abdominale jusque vers la fosse iliaque ; cet estomac contenait près de 2 litres d'un magma épais, offrant une grande ressemblance avec du chocolat et exhalant une odeur aigre des plus pénétrantes ; le pylore était le siège d'une dégénérescence squirrheuse, l'orifice duodénal laissait à peine passer l'extrémité d'une sonde cannelée ordinaire. Or, il est dit de cet homme pendant sa vie : « Malgré les vomissements, le malade demandait toujours des aliments solides, et, pour nous engager à lui en donner, il disait avoir une répugnance invincible pour le bouillon. Il prenait d'ailleurs, à notre insu et en cachette, divers aliments, entre autres du chocolat. Il avait repris un peu de force vers le milieu du mois de septembre... et, trouvant qu'on ne lui donnait pas assez à manger, il se proposait de sortir, lorsqu'il s'éteignit tout à coup... » Part faite de ce qui revient à la gourmandise et à l'habitude chez cet homme, qui, paraît-il, « avait une gloutonnerie peu commune », peut-on se refuser à voir que, grâce à cette dilatation du ventricule, à ce rétrécissement du pylore, à ces vomissements, une très faible portion seulement des matières ingérées était absorbée et pouvait servir à la nutrition? Cet homme avait donc réellement besoin d'aliments et c'était une occasion d'essayer les lavements nutritifs. Andral. il faut le reconnaître, rapportant plus loin (p. 108) l'observation d'une femme dont l'estomac, considérablement dilaté, quoique sans rétrécissement du pylore, contenait, à l'autopsie, une énorme quantité de liquide brun, liquide qu'elle avait l'habitude de vomir environ toutes les quarante-huit heures, dit qu'elle « désirait souvent des aliments ; mais, à peine en avait-elle avalé quelques bouchées, qu'elle était rassasiée ». Mais il est probable que cette satiété se rapportait à un trouble de sensibilité gastrique, et que le désir, lui, correspondait réellement à un besoin. Le malade de Lieutaud, cité plus haut, avait aussi des symptômes dyspeptiques.

Encore plus facile à justifier est l'avidité des individus affectés d'anus contre nature. « Tous ceux que j'ai observés, dit Lallemand, ont éprouvé dans leur convalescence un amaigrissement rapide, surtout dans les premiers temps, une grande diminution des forces, un appétit insatiable, ce qui s'explique facilement par la cessation de l'absorption dans une partie du canal digestif... On conçoit très bien qu'une partie de la surface absorbante de la muqueuse intestinale ne faisant plus ses fonctions, on peut jusqu'à un certain point y suppléer en renouvelant plus souvent l'ingestion des aliments. C'est aussi ce qui arrive, puisque ces individus mangent beaucoup plus souvent que les autres. M. Richerand a fait la même remarque sur la femme de la Charité dont je parlais tout à l'heure ; elle mangeait quatre fois autant qu'une autre... Si cette ingestion fréquente des aliments était un résultat du raisonnement, je ne m'y serais pas arrêté ; mais c'est un sentiment impérieux, irrésistible, qui force ces individus à manger, comme si la nature avait craint d'abandonner leur existence au hasard (1). »

« La faim persiste, dit de même P. Bert, et atteint une intensité terrible chez les malades qu'une affection des voies intestinales empêche de digérer les substances dont ils peuvent encore remplir leur estomac, et la malade de Busch, dont la fistule duodénale laissait échapper la nourriture, l'éprouvait cruellement (2). »

Cet instinct a donc bien un rôle providentiel. On peut en dire autant de la faim des diabétiques.

« L'augmentation de l'appétit ou polyphagie est un symptôme dont la raison d'être est facile à saisir ; il résulte des pertes que subit l'organisme non seulement en matières sucrées et azotées, mais aussi en matières minérales...

« ... Nous verrons bientôt que la polyphagie est nécessaire pour maintenir un équilibre artificiel dans le bilan de l'organisme (3). »

Néanmoins on ne devra pas oublier que par un régime et une médication convenables on peut arriver à maintenir l'appétit dans les limites physiologiques, et l'on devra, par conséquent, travailler à faire disparaître ce symptôme.

L'instinct n'apparaît plus avec un rôle aussi beau, quand il s'agit des dyspeptiques boulimiques. On peut d'abord éliminer du cadre de la boulimie certaines sensations, les tiraillements d'estomac, les *cravings for food* des Anglais, dues peut-être dans certains cas à une sécrétion de suc gastrique, plus ou moins normal, en dehors de la digestion, ou même à des gaz, et qui,

(1) Lallemand, *loc. cit.*, p. 91.
(2) P. Bert, *Nouv. Dict. de méd. et de chir.*, DIGESTION, t. XI, p. 483.
(3) Jaccoud, *Nouv. Dict. de méd. et de chir.*, DIABÈTE, t. XI, p. 262 et 264.

quelle qu'en soit la cause, ne sont, en somme, que de fausses
sensations de faim. Quelques bouchées peuvent les faire disparaître, les sédatifs et les narcotiques quelquefois ; toujours est-il
qu'une nourriture trop abondante ne serait que nuisible. Il
importe de reconnaître l'erreur sur la nature de la sensation,
erreur dont l'observation personnelle parvient facilement à se
rendre compte. Quant aux autres malades qui sentent réellement la faim, il est difficile d'établir à leur égard une règle de
conduite bien uniforme, parce qu'ils ne se comportent pas tous
de la même façon. Il en est qui éprouvent ce besoin à des intervalles très rapprochés, toutes les deux heures, par exemple, et
qui, s'il n'est pas aussitôt satisfait, payent ce retard par des
malaises des plus pénibles, des défaillances, de l'agitation, des
vomissements même, etc. Certains sont victimes de l'exagération
de la nourriture ingérée. « Dans la dyspepsie boulimique, dit
Nonat, les malades ont un appétit vorace et souvent insatiable ;
ils mangent ou sont portés à manger immodérément ; mais ils
ne tardent pas à être trahis par leurs forces digestives. L'activité
des viscères ne répond pas à ce besoin exagéré, et la masse
alimentaire non élaborée est rejetée par le vomissement ou les
garde-robes, après des souffrances plus ou moins pénibles et
plus ou moins prolongées (1). » Le trouble secondaire de
l'absorption peut même servir de cause à son tour, d'après
Guipon. « La voracité de ces personnes n'est-elle pas causée aussi
par le désordre final de la fonction, par son inutilité ou son
insuffisance (2) ? » C'est probablement là la raison, chez ces
enfants, dont parle West, qui, bien qu'ils aient perdu en grande
partie la faculté d'assimilation, ont un appétit extraordinaire ;
« ... l'enfant ne paraît jamais si bien disposé qu'au moment où
il tette. Mais il a beau teter beaucoup, évidemment le lait n'est
pas bien toléré par l'estomac ; car, à peine a-t-il quitté le sein,
qu'il se met à crier et paraît beaucoup souffrir, jusqu'à ce qu'il
vomisse. Le rejet du lait est suivi d'un soulagement immédiat,
mais en même temps d'un nouveau désir de nourriture, et l'on
ne peut souvent calmer l'enfant qu'en le laissant recommencer
à teter(3). » Mais on peut voir des malades qui supportent assez
bien cet excès d'aliments. Aussi lit-on dans Chomel : « Celui qui

(1) Nonat, *loc. cit.*, p. 168.
(2) Guipon, *loc. cit.*, p. 75.
(3) West, *loc. cit.*, p. 605.

est atteint de dyspepsie mange peu et digère mal ; celui qui est atteint de boulimie mange au-delà de toute mesure, et n'en est pas ou presque pas incommodé (1). » « ... M. le professeur Séc fait remarquer que l'« on voit des chlorotiques ingérer des quantités considérables d'aliments et les digérer avec une grande facilité. Certaines de ces malades sont gastralgiques et ont des vomissements, etc. ; mais, lorsqu'on arrive à calmer la douleur, la présence des aliments dans l'estomac est tolérée et la digestion se fait parfaitement (Clin. de l'Hôtel-Dieu) (2). »

« De même dans les maladies mentales, où la boulimie est fréquente. Dans la seconde forme (de paralysie générale), forme avec excitation, le tableau change complètement. Le malade court, va, vient, tourbillonne. Il se croit supérieur. Se comparant au passé, alors qu'il était chétif, il dit qu'il a un appétit d'enfer, et, pour y satisfaire, il décuple son alimentation, il dévore, et boit vite. En revanche il dort mal. Pourtant il n'a ni indigestion stomacale, ni diarrhée, ni constipation, mais il souffre de l'estomac. Il a une fonction pervertie, et malgré tout c'est un dyspeptique, ou plutôt un hyperpeptique (Lasègue)... Cette activité stomacale prouve, aussi bien que l'anorexie du premier paralytique général, que l'estomac est malade (Lasègue). En effet, cet organe peut attendre quatre, cinq, six heures et plus, sans que la notion d'appétit revienne. Elle est perdue. Le malade se met-il à table : il mange avidement, et il mangerait toujours, si on ne lui disait pas de s'arrêter. Le système nerveux manque à sa fonction (Lasègue) (3). » Dans l'aliénation mentale, « à la période d'alimentation difficile on voit succéder un appétit réellement dévorant. Sans conscience de l'acte, en ce sens que le malade mangerait indéfiniment sans se rassasier ; il va parfois jusqu'à l'indigestion la plus grave (4). »

Il y aura donc des indications secondaires variables ; mais le point principal dont on doit se souvenir, c'est qu'on a affaire à une excitation nerveuse, à une sensibilité exagérée ou pervertie ; le vrai boulimique peut se définir d'une façon générale : un individu qui a besoin de manger, sans avoir besoin de se nourrir. C'est encore là un exemple frappant de la dépendance de l'im-

(1) Chomel, *Des dyspepsies,* 1857, p. 267.
(2) Raymond, *Des dyspepsies,* th. d'agrég., 1878, p. 174.
(3) *Ibid.,* p. 167.
(4) *Ibid.,* p. 168.

pulsion instinctive vis-à-vis la sensation ; si l'acte porte à faux au point de vue du résultat final, c'est que la sensation est le fruit d'un trouble morbide ; mais, du moment que la faim se fait sentir, « Mange ! » doit être le cri de l'instinct ; et le médecin aura à en tenir compte jusqu'à un certain degré, en vue d'apaiser cette sensation. Seulement je n'ai pas besoin d'insister sur la mesure qu'il devra mettre dans ses concessions et sur la nécessité de chercher des moyens plus curatifs ; on peut poser en principe que le mieux est que le boulimique mange aussi peu que possible.

Soif. — Je vais passer tout de suite à l'étude relative à la quantité des boissons, voulant traiter dans un même chapitre de l'instinct par rapport à la qualité des aliments et par rapport à la qualité, chimique et physique, des liquides.

La soif est augmentée sous l'influence de l'élévation de la température extérieure, et c'est une des sensations qui donnent lieu aux impulsions instinctives les plus vives. Elle répond véritablement à un besoin de l'organisme : besoin de récupérer l'eau constitutive que l'abondance de la transpiration lui a fait perdre, et en partie aussi besoin de réfrigération. Si donc c'est une satisfaction bien légitime que nous nous donnons en buvant en pareil cas, l'hygiène veut qu'on ne s'y laisse aller qu'avec mesure et prudence. Une trop grande quantité de liquide pourrait être mal tolérée par l'estomac, un refroidissement interne trop rapide pourrait faire naître des accidents. Inutile d'insister davantage. J'ajouterai pourtant encore deux mots. Souvent on dit : « Ne buvez pas trop, cela fait transpirer. » Mais la transpiration n'est-elle pas le moyen d'échapper à l'hyperthermie ? L'instinct ne fait donc pas faire œuvre trop folle.

La fièvre constitue un état assez analogue à ce premier état physiologique. La température du corps est accrue, la sueur profuse à certaines phases ; mais de plus, du fait de ce trouble morbide les muqueuses sont le siège d'une sécheresse toute particulière, la langue est souvent couverte d'un enduit épais, adhérent, d'où suit en somme une sensation hors de proportion avec les besoins réels d'eau de l'organisme et que l'absorption d'une grande quantité de liquide ne parvient pas à dissiper. C'est donc la sécheresse excessive de la bouche qui doit être le principal point de mire.

« Il y a une erreur que l'on commet généralement dans l'administration des boissons aux fiévreux, c'est de leur permettre de boire avec excès ; il ne faut pas écouter à cet égard leurs sollicitations... La sensation de la soif est, vous le savez, entièrement confinée dans la gorge et la partie supérieure du pharynx, et elle est aussi bien apaisée par une petite quantité de liquide donnée lentement et graduellement que par une grande quantité ingurgitée tout d'un coup (1). »

« Sed de cibo quidem facilior cum ægris ratio est...; de potione vero ingens pugna est ; eoque magis quo major febris est. Hæc enim sitim accendit et tum maxime aquam exigit, quum illa periculosissima est. Sed docendus æger est, ubi febris quieverit, protinus sitim quoque quieturam longioremque accessionem fore, si quod ei datum fuerit alimentum ; ita celerius eum desinire sitire, qui non bibit. Necesse est tamen, quanto facilius etiam sani famem quam sitim sustinent, tanto magis ægris in potione quam in cibo indulgere (2). »

« Quant à la manière particulière de faire usage de ces délayants, je pense qu'on doit laisser boire le malade aussi souvent qu'il voudra, pourvu qu'il ne surcharge pas son estomac en buvant de trop grands coups à la fois (3). »

Il n'y a guère lieu à désaccord ; c'est là évidemment la conduite sage : humectation et rafraîchissement de la bouche, voilà le principal besoin ; surcharge de l'estomac, voilà l'écueil. Ici encore question de mesure.

Dans le diabète, de même que la polyphagie, la polydipsie répond à un véritable besoin, qui est engendré par l'abondance de la sécrétion urinaire. Le régime peut la diminuer ; mais, quand elle existe, on est bien obligé d'y satisfaire.

La soif se fait ressentir en général dans les affections aiguës où le tube digestif est engagé, embarras gastrique, gastrite, entérite, diarrhée, choléra, etc. Lorsqu'il y a de fréquentes évacuations alvines, elle peut pour une part s'expliquer par les pertes séreuses ; mais elle tient surtout à un état réflexe de sécheresse de la bouche. Cette détermination particulière sur le tube digestif commande naturellement encore plus de précautions.

Dans la gastrite chronique « la soif est souvent nulle, dit Andral. Chez beaucoup d'individus elle ne devient vive que par intervalles, lorsque l'inflammation de l'estomac passe à un état

---

(1) Graves, cité par Lorain, *Du régime dans les maladies aiguës*, p. 33.
(2) Celse, liv. III, ch. VI ; cité par Lorain, *ibid.*, p. 33.
(3) Huxham, *Essai sur les fièvres* ; cité par Lorain, *ibid.*, p. 33.

plus aigu. D'autres individus sont, au contraire, habituellement tourmentés par une soif qui les oblige de boire souvent entre les repas. Cette soif habituelle se lie ordinairement à un degré assez intense d'irritation gastrique (1)... »

De même dans la dyspepsie. « La soif est très variable chez les dyspeptiques ; absolument nulle dans plusieurs cas, elle devient le symptôme prédominant dans quelques autres ; ceci arrive, si l'on en croit Child, lorsqu'il y a un état bilieux... Une chose bien digne d'être remarquée en passant, c'est qu'avec cette surabondance de boissons dans l'estomac les malades se plaignent souvent d'une grande sécheresse de la bouche et rendent moins d'urine que d'habitude (2). » Cela n'est pas si étonnant. C'est simplement une preuve que c'est bien plus la sécheresse anormale de la bouche, que la privation d'eau, qui est la cause de cette soif, et l'indication thérapeutique en découle toute seule.

On devra être d'autant plus sévère pour cette soif que « son retour et ses exacerbations correspondent toujours aux difficultés actuelles de la digestion et au degré de congestion probable que ces difficultés laissent après elles dans le tube digestif et ses annexes (3), » et qu'on ne s'expose qu'à augmenter le malaise en buvant trop alors.

M. Leven s'élève tout particulièrement contre l'ingestion exagérée de boissons. « La plupart des dyspeptiques, dit-il, ont, en effet, toujours soif, et ils cherchent à calmer cette soif par toutes espèces de boissons. Buvant avec excès, ils ne font qu'entretenir et aggraver la maladie...

« Pour bien digérer il faut boire peu et très peu.

« Les enfants ne boivent pas à leur repas, oublient de boire ; il faut les contraindre pour qu'ils boivent, et ils digèrent avec la plus grande facilité (4)... »

« Il faut réagir contre la tendance de boire pour calmer la soif.

« La boisson ne sert pas à faciliter la digestion ; elle l'entrave, et très souvent elle est cause de la maladie (5). »

(1) Andral, *loc. cit.*, p. 135.
(2) Willième, *loc. cit.*, p. 239.
(3) *Ibid.*, p. 240.
(4) Leven, *Traité des maladies de l'estomac*, 1879, p. 324.
(5) *Ibid.*, p. 402.

Je crains qu'il n'y ait là un peu d'exagération. Je pourrais citer un passage de Luton (1) qui est loin d'être aussi défavorable à l'influence des liquides sur la digestion et au mélange des boissons avec les aliments solides. Mais, en somme, nul doute que la sensation de soif ne soit un mobile dangereux pour le dyspeptique.

Les inconvénients qui résultent de l'ingestion des boissons peuvent même aller jusqu'à engendrer la répugnance pour les liquides. « Dans plusieurs cas, dit W. Fox, il y a une répugnance positive pour les liquides, qu'il n'est pas rare de voir (surtout lorsqu'ils sont pris avec la nourriture ou que les aliments sont présentés sous une forme liquide) aggraver les symptômes dyspeptiques » — et en note — « *Dyspepsie des liquides* de Chomel. Ce fait s'explique aisément, si l'on se rappelle qu'une dilution exagérée apporte de grandes entraves à l'efficacité du suc gastrique et que dans la condition en question la puissance de cette sécrétion est naturellement défectueuse (2). »

Pour M. Leven, « jamais personne n'a pu prouver que, dans ce qu'on appelle la dyspepsie, les liquides digestifs soient insuffisants ou de mauvaise nature (3); » le mauvais effet de la boisson tient à ce « qu'elle empêche le contact direct, immédiat, de l'aliment avec la muqueuse ; l'aliment, nageant dans le liquide, n'est plus en état de stimuler cette muqueuse aussi bien que quand il est appliqué contre elle (4). »

Mais, quelle que soit la véritable raison, le fait est que ce liquide cause du malaise et que c'est ce malaise qui inspire la répugnance.

C'est aussi aux troubles, aux vomissements particulièrement, suscités par l'ingestion des liquides, qu'il faut attribuer l'éloignement pour la boisson qu'on peut observer dans d'autres états morbides s'attaquant au tube digestif, répugnance qui peut se trouver en lice avec la soif ardente dont sont d'autre part tourmentés les malades.

Je ne m'arrêterai pas à l'hydrophobie; ce symptôme étant en rapport soit avec un état délirant, soit avec un spasme nerveux du pharynx, le rôle de l'instinct y offre peu d'intérêt.

(1) Luton, *Nouv. Dict. de méd. et de chir.*, Estomac, t. XIV, p. 159.
(2) W. Fox, *Atonic Dyspepsia,* in *Syst. of Medic.*, t. II, p. 808.
(3) Leven, *loc. cit.*, p. 192.
(4) *Ibid.*, p. 235.

Goût ou dégoût pour les aliments et les boissons, quant à la qualité. — « Dans les premiers temps de la grossesse, l'appétit est généralement capricieux. Aussi longtemps qu'il n'y a pas de dépravation de goût, des envies de faire usage de substances nuisibles, pourquoi contrarierait-on ces caprices ? C'est souvent un véritable instinct qui porte la femme à choisir des aliments auxquels elle n'accordait pas de préférence dans l'habitude ordinaire de la vie (1). » Ces paroles me paraissent très sages, de même que les suivantes de Grisolle : « Il est plus difficile de triompher des envies bizarres qu'ont les femmes grosses... On varie leur nourriture pour tâcher de leur donner du goût pour quelque aliment convenable ; mais enfin il faut prendre patience, user de quelque indulgence, et ne faire une forte opposition que lorsque l'introduction des substances tant désirées pourrait être nuisible à la santé (2). » Cela n'empêche pas de reconnaître avec M. Leven (3) que des repas exclusivement composés d'aliments irritants peuvent finir par installer la dyspepsie, et peut-être les vomissements ; mais dans la pratique certaines concessions peuvent être préférables à trop d'intolérance.

Pour ce qui est du régime des nourrices, « il faut respecter les coutumes de chaque pays et ne pas s'opposer à certains genres d'alimentation dont les nourrices apportent le goût ou l'habitude de leur pays. Ainsi la bière, le café conviendront aux femmes du Nord, le cidre à celles qui viennent de Normandie ou de Picardie (4). »

Comment faut-il nourrir le nouveau-né les premiers jours ?

« L'instinct se montre chez les nouveau-nés avec une singulière puissance ; à peine mis au monde ils exécutent le mouvement de succion. C'est une mauvaise pratique d'attendre la fièvre de lait. C'est raisonner là où il faut suivre l'instinct qui ne trompe pas (5)... »

L'instinct est aussi un guide pour le sevrage. « Cette transition se fait naturellement, spontanément, et par une sorte de progrès du côté du développement de l'enfant, de lassitude, au contraire, du côté de la mère... Jacquemier explique ainsi cette

(1) Stoltz, *loc. cit.*, p. 46.
(2) Grisolle, *Traité de pathologie interne*, 2° édit., t. II, p. 905.
(3) Leven, *loc. cit.*, p. 244.
(4) Lorain, *Nouv. Dict. de méd. et de chir.*, ALLAITEMENT, t. Ier, p. 737.
(5) *Ibid.*, p. 726.

nécessité d'un sevrage: à l'époque de l'éruption des premières dents, vers le septième ou huitième mois, quelquefois plus tôt, mais souvent plus tard, l'enfant commence à éprouver le besoin d'autres aliments, surtout d'aliments solides ; à mesure qu'il y trouve sa satisfaction, il demande moins souvent le sein et finit même par le refuser complètement. L'allaitement étant alors plus rare, la sécrétion du lait diminue peu à peu et disparaît tout à fait, le flux menstruel reparaît. C'est ainsi que la nature met graduellement un terme à l'acte de l'allaitement, sans qu'il en résulte de préjudice pour la mère et pour l'enfant (1). »

Qu'on me permette de m'occuper de l'état de convalescence avant de passer à l'état morbide aigu, entre lequel et la santé il constitue, du reste, un intermédiaire. Dans la convalescence, à côté de la question de l'abondance de la nourriture se place naturellement eelle du régime ; et, de même que la faiblesse des organes commande de restreindre le malade sur la quantité des aliments, on ne peut pas lui laisser satisfaire ses goûts particuliers comme à une personne en bonne santé ; qu'il mange trop ou qu'il mange un plat d'une digestion difficile, le résultat sera le même. L'appréciation à cet égard, la sévérité devront varier suivant les maladies. Chambers dit, par exemple, à propos du rhumatisme fébrile : « Même lorsque les douleurs sont passées et qu'il y a un pressant besoin de réparer les pertes des tissus, le régime le plus approprié à ce but peut parfois amener leur retour... Les substances végétales n'exposent pas les patients au même danger, et au moyen de puddings au riz, de potages, de bouillies de gruau, de pain, de pommes de terre arrangées, et choses analogues, vous pouvez essayer de satisfaire des estomacs qui font crier hautement à l'inanition. Si vous ne parvenez pas par de semblables arguments à calmer l'appétit, c'est votre devoir d'être cruel, ou l'expérience ne tardera pas à vous convaincre du funeste pouvoir des aliments solides pour causer des rechutes de fièvre rhumatismale (2). » Mais la nécessité de la prudence ne doit pas entraîner une rigidité de discipline par trop militaire, et le but qu'on a en vue : nourrir au moyen d'une digestion facile, peut être plus aisément atteint en sachant se conformer avec sagesse aux dispositions individuelles du sujet. « Chacun, dit Fonssagrives, a son estomac à lui avec ses goûts, ses habitudes,

(1) Lorain, p. 734.
(2) Chambers, *loc. cit.*, p. 425.

ses idiosyncrasies, ses caprices, ses répugnances, et rien de tout cela ne prête aux arrêts bromatologiques formulés par avance et avec une rigueur magistrale... L'appétence et le désir doublent en quelque sorte les aptitudes digestives de l'estomac, et c'est généralement une faute que d'insister auprès des malades pour qu'ils prennent des aliments qui leur répugnent, alors même qu'ils sont utiles et inoffensifs de leur nature (1). » De même Réveillé-Parise, parmi les principes relatifs à l'hygiène des convalescents, formule celui-ci : « Choisir des aliments selon les goûts particuliers de l'estomac, varier l'alimentation (2). » Les enseignements de la pratique peuvent même être étonnants sous ce rapport. « Il nous est arrivé, raconte Beau, de rétablir l'appétit complètement nul d'un convalescent chez qui l'on avait employé en vain les amers les plus classiques de la pharmacie, en lui donnant des anchois à l'huile. Une autre fois, une jeune fille convalescente d'une affection aiguë et frappée d'une anorexie qui résistait à tout vit son appétit se ranimer après avoir pris comme premier aliment quelques feuilles de salade qu'elle désirait vivement (3). »

Ce n'est pas seulement pendant la convalescence, c'est même pendant l'état fébrile que les tendances des malades peuvent l'emporter sur les opinions théoriques, comme le prouve l'exemple suivant, que je trouve cité dans la thèse de Lorain, et qui, tout en ayant un caractère d'exception, constitue un trop bel argument en faveur de l'instinct pour que je m'abstienne, malgré son étendue, de le rapporter ici. « Dans un grand nombre de cas de typhus-fever, l'estomac a une faculté digestive excellente ; et je crois que, si nous avions suffisamment de hardiesse, nous trouverions que beaucoup de substances alimentaires prohibées d'habitude pourraient être accordées aux fébricitants avec sécurité.

« On m'a raconté un curieux incident qui montre que l'estomac dans la fièvre est capable de digérer encore un certain genre de substances nutritives. Une dame récemment mariée était atteinte d'une fièvre pétéchiale des plus graves; elle était couverte de taches d'une teinte sombre, et la maladie était parvenue au douzième ou treizième jour environ. Plusieurs médecins éminents la soignaient. Son cas était extrêmement grave et l'on désespérait

(1) Cité par Fernet, *loc. cit.*, p. 345.
(2) *Ibid.*
(3) Beau,'*Traité de la dyspepsie*, 1866, p. 219.

de son salut. Elle était en proie à un violent délire. Son mari fut obligé de sortir pour affaire. Vers l'heure du dîner, les domestiques étaient en train de faire cuire un rumpsteak de bœuf avec choux, dont l'odeur remplissait la maison. Dans son délire cette dame demanda qu'on lui donnât de ce bœuf aux choux. A ce moment, vous devez comprendre, elle avait une fièvre ardente et était couverte de macules. Sa sœur, qui la gardait, croyant qu'elle était à la mort, pensa qu'il n'était que bien de la contenter, dans l'idée que c'était une bonne œuvre de satisfaire le désir d'une personne mourante. Elle se rendit à la cuisine, et, dès que le bœuf fut bouilli, coupa un énorme morceau de ce bœuf aux choux ; il fut apporté tout fumant auprès du lit de la malade, qui le dévora avec avidité. Peu de temps après le mari rentra et fut mis au courant de ce qui s'était passé. Il en fut terrifié, et envoya dans toutes les directions courir après des médecins. Quatre ou cinq furent réunis ; le temps pressait, et tous étaient d'accord qu'il fallait faire quelque chose. A la fin arriva le ci-devant docteur Harvey, praticien de premier ordre. Le pauvre mari dans l'angoisse sauta sur lui et le fit monter, et son avis fut instamment imploré. A cette époque la pompe stomacale n'était pas à la mode ; mais chacun s'accordait à reconnaître qu'un coup décisif devait être tenté, qu'il fallait administrer un émétique ou faire un effort extraordinaire pour débarrasser l'estomac de la dame de ce bœuf et de ces choux. Quand le docteur Harvey arriva auprès du lit de la malade, il la trouva dormant tranquillement. Il se mit à tourner dans la chambre, et, anxieusement interpellé sur ce qu'il y avait à faire, il répondit : « Vous ferez mieux d'attendre qu'elle se réveille, laissez-la finir son somme. » Elle dormit quatre ou cinq heures, se réveilla merveilleusement mieux, et le lendemain elle était hors de danger. Je ne vous cite pas ce cas pour vous inviter à nourrir vos malades ayant de la fièvre avec du bœuf salé et des choux, mais il est très important comme preuve que, dans le typhus-fever avec macules, non seulement l'estomac est capable de digérer des choses comme du bœuf salé, mais que même une pareille nourriture peut avoir de bons effets (1). »

Mais dans les périodes d'acuité de la fièvre les malades boivent plus qu'ils ne mangent ; la nature des boissons doit donc

(1) William Stokes, *Clin. Lect. on Fever* (*Med. Times*, 1854), Dublin ; cité par Lorain, *Du régime dans les maladies aiguës,* th. d'agrégat. 1857, p. 41.

nous occuper. Une première question est celle-ci : un malade qui a la fièvre doit-il boire chaud ou froid ? Si l'on s'en remet à son instinct, il n'y a pas d'hésitation. Mais dans le monde, plus encore que parmi les médecins, il y a une prévention contre une pareille pratique. Où est le bon côté ? Je laisse Hirtz répondre : « La nécessité de boire des liquides frais est également un instinct commandé par la soif. Le dégoût des malades pour les boissons chaudes est rationnel ; l'excitation qui en résulte confirme par l'expérience le précepte de la physiologie : absorber le calorique interne. Et malgré les préjugés, nous ne connaissons aucun cas, même les rhumes, les pneumonies et les fièvres éruptives, où il soit défendu à un fébricitant de boire frais (1). » Trop froides les boissons pourraient faire mal, pourraient devenir excitantes par réaction ; mais entre trop froid et tiède il y a un intermédiaire, qui est, je crois, le juste degré, et dépourvu de péril.

L'instinct des malades est encore justifié dans leur préférence pour les boissons délayantes, pas trop gommeuses, ni trop sucrées, plutôt acidulées, et aussi dans leur répugnance pour les breuvages stimulants. Ecoutons aussi Gubler : « Quant aux boissons, les sujets atteints de cette fièvre franche recherchent les boissons fraîches, froides même, acidulées. Ils rejettent toute espèce d'aliments ainsi que le vin pur et les liqueurs alcooliques.

« Les malades fournissent ainsi eux-mêmes des indications précieuses à qui sait les recueillir.

« Il est de fait que, dans les affections qui s'accompagnent de fièvre inflammatoire, l'alcool et tous les stimulants, quoi qu'on ait dit, ne pourraient que nuire et augmenter le malaise... » Dans une autre sorte de fièvre, dans les fièvres malignes, putrides, infectieuses, adynamiques, etc., où les choses se passent tout autrement, « les symptômes subjectifs perçus par les malades sont alors tout différents de ceux de la fièvre franche. Ils ont du délire, mais ils ne souffrent point trop de la chaleur. Ils acceptent volontiers des boissons stimulantes, du vin, des liqueurs... (2) ».

(1) Hirtz, *Nouveau Dictionnaire de médecine et de chirurgie*, FIÈVRE, t. XIV, p. 757.

(2) GUBLER, *Leçons de thérapeutique*, recueillies par F. Leblanc ; 2e édit., 1880, p. 607 et 608.

« Dans l'esquinancie, si souvent accompagnée de fièvre intense, l'alcool est encore formellement contre-indiqué. D'ailleurs, dans cette affection et les autres maladies de même ordre, les malades ne recherchent que les sensations de fraîcheur, et refuseraient d'eux-mêmes les boissons alcoolisées...

« Dans ces maladies, dont la pneumonie franche ou péripneumonie peut être prise pour type, la fièvre est extrèmement intense, la chaleur très élevée ; aussi les boissons alcoolisées, le vin, et à plus forte raison l'alcool lui-mème et tous les autres stimulants, ne peuvent qu'exciter encore les fonctions de circulation et de calorification déjà exaltées. Les sujets atteints de ces affections et dévorés par la fièvre ardente qui en est la caractéristique ne prendraient qu'avec répugnance ces boissons échauffantes, dont l'ingestion redoublerait leurs souffrances et augmenterait surtout la sensation si pénible de chaleur mordicante. C'est aux boissons fraîches et acidulées qu'il faut alors avoir recours. Beaucoup plus agréables aux malades, elles leur sont en même temps plus véritablement utiles (1). »

Parmi les maladies affectant le tube digestif, dans l'embarras gastrique, dans la gastrite aiguë, se manifestent aussi le désir pour les boissons froides, l'eau pure ou acidulée, et la répugnance pour les liquides chauds et sucrés ; ceux-ci impressionnent désagréablement la muqueuse, et les matières qu'ils renferment peuvent subir une acescence qui les rendra plus irritants. M. Luton vante même, pour cette dernière raison, le traitement de l'entérite par l'eau fraîche exclusivement (*N. Dict. de méd. et de chir.*), traitement qu'il a étendu à la fièvre typhoïde, où cette *diète hydrique* « satisfait à tout: à l'indication voulue, à la physiologie, et jusqu'à l'instinct du malade ; » et à la diarrhée infantile choloriforme, où « il n'est pas d'enfant, si jeune qu'on le suppose, qui ne se jette avec avidité sur ce liquide, que son instinct lui révèle comme une chance de salut. » (*Journ. de thérap.* 1880.)

Dans la gastrite chronique, les malades ont une appétence marquée pour les boissons douces et froides; ils ne tolèrent pas les stimulants. Cependant, au bout d'un certain temps, lorsqu'il y a plutôt un état d'atonie, les tisanes mucilagineuses finissent

---

(1) Gubler, *Leçons de Thérapeutique*, recueillies par F. Leblanc, 2e édit., 1880, p. 607, 608, 610, 613.

par leur répugner et gêner leurs digestions ; il faut les remplacer par les aromatiques et les amers (Béhier et Hardy). Ils ont aussi de l'inappétence pour la viande, pour les aliments lourds, qui leur causent du malaise. Quelquefois cependant, soit pour soulager des sensations pénibles, soit à cause du dégoût qu'ils éprouvent en ingérant les substances ordinaires, ils se mettent à rechercher des mets de forte saveur, des épices, des boissons alcooliques. Leur céder en pareil cas, serait leur permettre d'entretenir et d'aggraver leur mal.

La répugnance pour la viande et les aliments solides est un symptôme des plus communs du cancer de l'estomac. Le siège de la néoplasie n'est probablement pas sans influence sur sa production ; mais, comme il s'explique en grande partie par la difficulté que rencontre et la douleur que cause la digestion de ces matières, malgré l'intérêt qu'il y a à soutenir les forces on est bien obligé de s'incliner devant ce refus. Le désir de la viande peut par contre se rencontrer; et alors l'existence des vomissements n'exige pas nécessairement d'en commander l'abstention (voir un ex. *Dublin Journ. of Med. Sc.*, mars 1881, p. 264).

L'utilité du lait est bien reconnue dans l'ulcère simple de l'estomac, et quant à la manière de le prendre, « le lait... sera écrémé ou coupé d'eau, bouilli ou cru, chaud ou froid, suivant le goût et l'instinct du malade (1). » Mais « le grand problème à résoudre dans le traitement de l'ulcère simple, dit M. le professeur Cruveilhier, tout en insistant sur les avantages de la diète lactée, le grand problème à résoudre est de trouver un aliment qui soit toléré sans douleur par l'estomac, qui passe inaperçu, et sous ce rapport l'instinct du malade est un guide plus sûr que tous les préceptes de l'art.

« Dès que l'estomac devient un peu tolérant, il faut essayer d'autres aliments (2)... » D'après Cruveilhier, les préférences du malade sont alors carnivores. Peut-être cela tient-il à la diète qu'il a subie. Devra-t-on pourtant suivre le conseil de Chambers, qui veut qu'on fasse surtout fonctionner la portion des voies digestives non atteinte par la maladie, c'est-à-dire l'intestin, et pour cela faire prédominer le régime végétal (3) ? Je crois avec Trousseau que le régime varié sera le meilleur.

(1) Luton, *Nouv. Dict. de méd. et de chir.*, Estomac, t. XIV, p. 236.
(2) Trousseau, *Clin. méd.*, 1865, t. III, p. 96.
(3) Voir Luton, *ibid.*

Relativement au diabète, je me contenterai de citer les lignes suivantes de Jaccoud : « D'après Dusseaux, on observerait chez les diabétiques avec la boulimie une véritable dépravation du goût ; les malades auraient une appétence toute particulière pour les féculents, et pour le sucre ; qu'il en soit ainsi dans quelques cas, on n'en saurait douter ; mais ce n'est certainement pas un fait constant ; beaucoup de malades ne montrent aucune prédilection pour telle ou telle classe d'aliments, et il en est qui ont une répugnance invincible pour les matières féculentes et sucrées... Il importe seulement, pour éviter toute erreur, de ne pas prendre pour un fait pathologique l'ennui qu'éprouvent les malades à se priver de l'aliment le plus habituel, à savoir du pain (1). » Cet ennui, le dégoût engendré par un régime trop uniforme pourront, dans la pratique, exiger certaines petites infractions aux règles théoriques.

J'ai hâte d'arriver à l'état morbide qui offre le plus d'intérêt au point de vue de la question traitée dans ce chapitre, à la dyspepsie.

Que faut-il faire en ce qui concerne le régime alimentaire du dyspeptique? Faut-il le laisser s'abandonner à ses inspirations et à ses goûts particuliers? D'une façon absolue, non: le régime est un des principaux éléments du traitement. Mais j'opposerai la même négation à la prétention de vouloir le diriger selon une règle inflexible qui ne tient pas compte des dispositions individuelles. N'est-il pas d'observation vulgaire que tous les estomacs n'ont pas les mêmes aptitudes? La dyspepsie ne fait qu'augmenter ces singularités ; il convient d'en faire la part. On peut accumuler les citations en faveur de cette manière de voir. « Le défaut d'appétence pour l'aliment est déjà une préparation à l'état dyspeptique. Il existe à cet égard des dispositions individuelles, des idiosyncrasies, comme on dit, qui sont vraiment étonnantes, et il est impossible, *à priori*, de prévoir si tel aliment conviendra à tel estomac réputé débile, lorsqu'on voit celui-ci refuser le laitage et digérer sans difficulté du jambon cru et fumé. Nous avons connu une dyspeptique qui n'avait de goût que pour les légumes secs, tels que les haricots et les lentilles, et qui ne digérait bien que cette sorte d'aliments. Il faut respecter ces préférences instinctives, sous peine d'imposer à l'estomac une

______
(1) Jaccoud, *loc. cit.,* p. 263.

tâche qu'il ne saurait remplir, et de créer volontairement un état dyspeptique relatif... »

« On n'en finirait pas s'il fallait relater toutes les bizarreries de ces appétits dyspeptiques. Ce qu'il importe de savoir, c'est qu'il y a là quelque chose d'instinctif qu'il faut plutôt suivre qu'empêcher. Le malade se fait à cet égard une sorte d'éducation qui défie toutes les prescriptions les plus rationnelles du médecin. Certains empiriques se sont fait une |réputation vers la fin du règne de Broussais, alors que florissaient encore la diète et le régime délayant, en laissant les patients satisfaire leur appétit et en les poussant même à faire usage d'une alimentation fortement réparatrice. Si ce système n'est pas applicable à tous les cas, il est bon dès qu'il est conforme à l'instinct du dyspeptique (1)...»

« Rien n'est bizarre, rien n'est singulier comme l'appétit d'un dyspeptique... Tel dyspeptique, par exemple, qui ne peut digérer la plus petite parcelle de viande engloutira des quantités souvent énormes de pâtisseries grasses ; tel autre, chez qui un peu de bouillon amène des souffrances intolérables, supportera très bien l'ingestion de salades, d'épices, etc. (Chomel) (2). »

« Quant aux aliments, il n'est réellement pas possible de recommander l'un de préférence à l'autre ; le meilleur aliment, comme on l'a dit avec raison, est celui qui se digère le mieux ; on peut dire aussi que les aliments qui conviennent le mieux aux dyspeptiques ne sont pas toujours les meilleurs absolument, mais ceux qui conviennent le mieux, soit parce qu'ils sont agréables, stimulants, apéritifs, soit parce qu'ils sont plus aisément digérés (3)...»

« Le plus souvent une sorte d'instinct éloigne de l'usage de ces aliments (antipathiques aux organes digestifs) les personnes auxquelles ils sont contraires ; elles ne les trouvent pas agréables au goût, et dès lors la raison n'a pas besoin de grands efforts pour y renoncer entièrement. Le souvenir du passé apprend à ces sujets à s'abstenir d'un aliment qui leur est manifestement con-

---

(1) A. Luton, *Nouv. Dict. de méd. et de chir.*, article Dyspepsie, t. XII, p. 47, 56.

(2) Raymond, *Des dyspepsies*, thèse d'agrégation, 1878, pages 108 et 109.

(3) *Ibid.*, p. 238.

traire. J'ajouterai seulement que chez certains individus ces antipathies n'ayant pas toujours existé, il peut y avoir lieu de chercher avec prudence à les surmonter ; que quelquefois on a vu une répugnance invincible là où il n'y avait qu'éloignement imaginaire, et qu'il a été possible d'en triompher... L'homme n'est pas sûr d'avoir toujours à choisir ses aliments ; il est donc sage qu'il fasse ses efforts pour réduire le plus possible le nombre de ceux qui lui inspirent de la répugnance et lui paraissent indigestibles. Seulement il faut le faire avec mesure et ne pas lutter indéfiniment contre les dispositions permanentes de nos organes. Chacun doit savoir les aliments qui conviennent le mieux à son organisation et dans quelle quantité il doit les prendre... L'habitude, il faut le reconnaître, a sa part dans ces dispositions diverses, qui ne sont pas toujours complètement primitives et qui, s'étant établies peu à peu, peuvent être susceptibles aussi d'être graduellement modifiées. Une alimentation mixte convient davantage au plus grand nombre et le médecin doit tendre à y ramener avec précaution les individus qui s'en sont éloignés par goût ou par théorie (1). »

« Quand les choses sont arrivées à ce point de gravité (dans la dyspepsie grave), le malade a nécessairement essayé déjà de beaucoup d'aliments variés, soit d'après son propre instinct, soit d'après les conseils des médecins qu'il a consultés. Il importe de connaître quels ont été ces essais... On cherche aussi à connaître les instincts des malades, à savoir quels aliments leur plaisaient davantage ou étaient mieux digérés en santé, fût-ce même parmi ceux réputés indigestes. J'ai cité l'exemple d'un dyspeptique qui, dans les recrudescences plus qu'annuelles de son mal, se remettait en mangeant un melon ; chez d'autres les pêches, les raisins, le lait, produisent habituellement un effet semblable, non seulement dans la dyspepsie stomacale, mais dans la dyspepsie intestinale avec diarrhée (2). »

« En général le choix des aliments doit être subordonné aux goûts du malade, aux dispositions particulières de l'estomac et à certaines préférences idiosyncrasiques (3). »

« C'est dans la dyspepsie gastralgique que les malades témoignent quelquefois des goûts bizarres et des caprices étranges

(1) Chomel, *Traité des dyspepsies,* 1857, p. 42, 43, 44.
(2) *Ibid.,* p. 213.
(3) Nonat, *Traité des dyspepsies,* p. 169.

pour le choix des boissons et des aliments. Il faut résister à ces goûts et à ces caprices quand ils sont de nature à aggraver le mal, à éveiller ou à exaspérer la douleur, ou à provoquer une indigestion. Mais on peut les satisfaire, toujours avec prudence et ménagement, quand ils ne sont point déraisonnables et qu'ils sont incapables de porter aucune atteinte aux fonctions de l'estomac. Dans la dyspepsie gastralgique, plus que dans aucune autre variété de dyspepsie, il faut se conformer, dans une certaine mesure, pour l'institution du régime, aux goûts et aux idiosyncrasies du malade (1).

« La dyspepsie est assurément une des affections dans lesquelles on ne saurait accorder une trop large part aux idiosyncrasies. Que de personnes éprouvent pour diverses substances une répugnance en quelque sorte instinctive, que rien ne justifie et dont il est dangereux de chercher à triompher !... Il est donc incontestable qu'il faut tenir un compte sérieux des idiosyncrasies ; mais il faut aussi bien se garder d'en exagérer l'importance... Le clinicien doit s'efforcer de pénétrer les causes intimes et vraies de la dyspepsie, d'en demander, autant que possible, la raison aux données physiologiques, de restreindre, par conséquent, à d'étroites limites le champ des idiosyncrasies, et de ne laisser à cet élément étiologique strictement que la part qu'une observation sévère, jointe à une saine interprétation de la physiologie, ne permet pas de lui ôter (2). »

Les lignes qui précèdent mettent en garde contre l'exagération, elles ne prêchent pas l'abdication de la science, mais font ressortir que c'est au nom de l'observation clinique qu'il est sage de ne pas répondre par un dédain absolu aux tendances naturelles. Il y a cependant des voix dissidentes, ou moins accommodantes au moins.

« Trop souvent, dit Guipon, ses goûts le portent à manger ce qui lui est contraire, et condescendre, que dis-je ? obéir servilement à ces dispositions, en pensant y trouver une garantie de succès, serait se tromper beaucoup (3) ; » paroles aisément acceptables, en tant qu'elles visent le « servilement ». Et G. Sée : « C'est une grave erreur de supposer que les aliments qui provoquent l'appétence soient les plus faciles à digérer ; l'inverse se

(1) NONAT, *Traité des dyspepsies*, p. 192.
(2) *Ibid.*, p. 38.
(3) Guipon, *loc. cit.*, p. 125.

produit fréquemment, l'intervention et les indications rigoureuses du médecin dans le règlement du régime sont nécessaires et finissent toujours par être acceptées (1). »

Mais un des plus ardents adversaires de l'opinion que je défends est M. Leven. Il s'élève hautement contre ces paroles de Blondlot : « Il n'est pas possible de faire une règle pour l'alimentation ; c'est à chaque malade à se guider lui-même d'après un sentiment instinctif qui vient de l'estomac. Heureux celui qui sait obéir aux inspirations de son estomac, et sage est le médecin qui, appelé à seconder la nature dans les efforts qu'elle ne cesse de faire pour rétablir l'harmonie de nos organes, n'a pas la ridicule prétention de la régenter, au lieu de suivre humblement ses conseils. » Il nie ces conseils de la nature ; il n'admet pas que le dyspeptique puisse trouver un guide ailleurs que dans la science du médecin. Il faut le reconnaître, M. Leven a beau avoir pris pour point de départ de son étude l'expérimentation, il s'est fait une théorie, à laquelle il tient beaucoup et à laquelle naturellement il veut tout plier. Pour lui l'aliment est le stimulant de l'estomac par contact direct, et ce qui importe avant tout, c'est de connaître l'effet de l'aliment sur l'estomac. Celui-ci n'a pour rôle que de réduire en pulpe l'aliment, dont l'aptitude à subir l'action des sucs digestifs dépend de ses qualités physiques, de sa dose, de son degré de coction, etc. Il ne juge pas les malades capables de fournir des appréciations convenables sur la digestibilité des aliments : « Le malade a-t-il pris un mets indigeste à son repas, son action sur l'estomac ne se fait sentir souvent qu'après vingt-quatre heures ; il a laissé de l'irritation stomacale, qui peut ne se percevoir que quand il fera un nouveau repas ; celui-ci est-il composé de l'aliment le plus innocent, de lait par exemple, il incriminera le mets innocent qui lui fait constater un mal préparé par le repas précédent, et il aura soin de dire à son médecin qu'il ne digère pas le lait, alors qu'il n'est pas l'auteur de son infortune (2). » Il bat même en brèche le principe si universellement reconnu de l'utilité de la variété dans la nourriture : « On peut répéter toujours la même alimentation, on peut faire usage journellement des mêmes plats, sans compromettre la santé de l'estomac, mais à une condition, c'est que

(1) G. Sée, *Des dyspepsies gastro-intestinales,* 1881, p. 464.
(2) Leven, *loc. cit.,* p. 96.

les aliments soient choisis selon les règles de l'hygiène (1). » Les idées de M. Leven me paraissent entachées d'exagération et de partialité, et ses théories ne sont pas assez positivement démontrées, pour que je ne me croie pas couvert par l'autorité de nombreux et illustres cliniciens.

Après ces généralités, il y a lieu de passer à l'examen des différentes classes de substances alimentaires.

D'abord les acides. Dans la dyspepsie acide, le malade, dit Chomel, « est presque toujours conduit par son propre instinct ou par ses observations à s'abstenir des choses acides et même aussi des choses acidifiables. Il a de l'éloignement pour le vin et les boissons vineuses ; il en a pour le sucre en particulier, parce que ces substances lui « surissent » dans l'estomac et augmentent même le goût « sûr » dont la bouche est le siège...... La première chose à faire est d'interdire entièrement les acides, quels qu'ils soient, et à les remplacer par les alcalins (2). »

Cet instinct, fruit de l'expérience, contribue à éclairer sur la cause des douleurs. Il doit être respecté de même que le goût, qui se manifeste au contraire pour les substances acides dans la forme de dyspepsie que Chomel, avec d'autres, a appelée *alcaline*, et qu'il n'admet d'ailleurs qu'avec réserve. « C'est généralement au printemps et en été, à la suite d'une alimentation principalement animale, comme celle de l'hiver, saison dans laquelle les végétaux frais, les fruits, n'entrent que pour une part beaucoup moindre dans la nourriture de l'homme, qu'on voit survenir, avec ou sans embarras gastrique, cette soif vive, ce désir des boissons et des aliments acides, ce dégoût pour la viande, avec odeur fétide de la salive, goût amer de la bouche et souvent régurgitation et vomissement de matières bilieuses...

« ... Les boissons acidules, les fruits rouges dans la saison, l'oseille convenablement préparée, les légumes au vinaigre, toutes choses que les malades demandent par instinct, leur sont généralement utiles. Les substances animales, les viandes en particulier, leur sont à la fois désagréables et nuisibles (3). »

A côté de cette citation se place bien celle-ci : « Nous avons appelé ainsi (anémie fibrineuse) l'altération du sang, qui porte particulièrement sur la fibrine et qui donne lieu aux symptômes

(1) Leven, *loc. cit.*, p. 231.
(2) Chomel, *loc. cit.*, p. 96 et 270. Voir aussi p. 151.
(3) *Ibid.*, p. 98 et 272.

et aux lésions de la maladie appelée vulgairement *scorbut*. Or, comme nous l'avons dit, cette altération du sang résulte de l'état dyspeptique que produit l'absence ou l'insuffisance des acides végétaux dans l'alimentation. L'indication thérapeutique ici est bien simple. Il s'agit uniquement de donner les aliments dont l'absence a causé la maladie. Du reste, le malade en a l'instinct; il désire vivement les végétaux qui doivent le guérir, tels que le cresson, le chou, le raifort, les oranges, les citrons, etc. (1). »

Rencontré chez les chloro-anémiques, le goût des acides soulève en général une opposition bien tranchée. Il faut le reconnaître, le vinaigre, les fruits verts, la salade, peuvent leur faire du mal ; beaucoup payent de vives douleurs la satisfaction de leur désir. Cependant est-ce là un désir absolument insensé? Cet instinct ne mérite-t-il pas la moindre considération? Est-ce une voix à laquelle il faille rester résolument sourd? Pour M. Leven naturellement pas de doute. Je vois pourtant avec plaisir l'opinion contraire défendue par un esprit éminent. « Les lactates alcalins peuvent, dans le même but (suppléer à l'insuffisante acidité de la sécrétion gastrique), s'associer à l'acide (lactique ou chlorhydrique). Tout autre acide, acétique, citrique, tartrique, produirait des effets analogues, voire même l'acide phosphorique. De cette donnée déduisons comme conséquence qu'il ne faut pas toujours défendre aux jeunes filles lymphatiques et chlorotiques, dont les digestions sont lentes et pénibles, l'emploi de la salade, des fruits acides, etc., dont elles se montrent en général si friandes. D'ailleurs, un goût aussi prononcé pour ces sortes d'aliments ne peut-il être considéré comme la révélation d'un besoin de l'économie (2) ? »

M. Raymond se fait l'interprète de la même pensée dans sa thèse sur la dyspepsie. « La salade, les aliments vinaigrés, ne doivent pas non plus être rejetés de parti pris du régime des dyspeptiques. M. Gubler s'élève avec force contre la tendance que l'on a à refuser à certaines jeunes filles lymphatiques, chlorotiques, dont les digestions sont lentes et pénibles, l'usage de la salade, des fruits acides, pour lesquels elles ont, en général, tant de désirs ; combien de chlorotiques, d'anémiques, dit-il, se

(1) Beau, *loc. cit.*, p. 248.
(2) Gubler, *loc. cit.*, p. 28.

restaurent ainsi, à qui pourtant la salade était impitoyablement interdite (1)! »

J'ai déjà noté que l'usage des épices dans l'alimentation usuelle était justifié. « Les condiments et les divers assaisonnements administrés dans de sages limites, dit Guipon, ne peuvent que venir en aide au travail digestif et contribuer même à la nutrition par quelques-uns de leurs principes minéraux, ainsi que nous l'avons vu. Mais, quand ils sont pris à doses exagérées et dans le but d'exciter un estomac fatigué, à qui le repos et les ménagements, la sobriété enfin seraient nécessaires, ils doivent nuire par l'appétit factice qu'ils développent et conduire peu à peu à l'état dyspeptique. Et cependant, par une de ces tendances instinctives que notre raison est impuissante à corriger, le dyspeptique a un faible très prononcé pour toutes ces ressources artificielles. C'est véritablement s'enfermer dans un cercle vicieux : on ne digère pas parce que l'estomac est accablé de travail ; on provoque un redoublement de travail par des moyens ultraphysiologiques, et l'on retombe dans une atonie digestive plus grande (2). »

Le reproche même contient un aveu de la vertu de l'artifice. Que l'abus d'une cuisine très relevée, que l'habitude de recourir aux boissons alcooliques et aromatiques, pour stimuler l'appétit et faciliter la digestion, soient une pratique détestable, faite pour amener rapidement et entretenir même la dyspepsie, on ne saurait le nier. Mais, une fois l'état dyspeptique constitué, l'estomac n'est plus capable de se comporter comme en santé; c'est un nfirme qui a besoin qu'on vienne à son aide. Tout en devant ne pas trop manger, il importe que le dyspeptique se nourrisse suffisamment. Or, en pareil cas, astreindre à un régime trop simple et trop fade pourrait bien être une méthode qui aboutirait à de plus mauvais résultats que si l'on se conformait, dans de sages limites, bien entendu, aux tendances du malade. Ici encore j'invoquerai l'autorité de Gubler. « Il est important, dit-il, de savoir que souvent certains estomacs ne peuvent digérer des aliments préparés avec simplicité, les viandes rôties ou bouillies, et se trouvent très bien, au contraire, de l'usage des salaisons, des condiments de haut goût, des viandes fumées, etc. Ce fait s'observe souvent dans les dyspepsies torpides, atoniques. Il ne

(1) Raymond, *loc. cit.*, p. 239.
(2) Guipon, *Traité de la dyspepsie*, 1864, p. 52.

faudrait donc pas défendre, comme on serait tenté de le faire, dans les cas de cette sorte, l'emploi d'assaisonnements impérieusement réclamés par le malade et d'ailleurs nécessaires pour stimuler ses fonctions digestives (1). »

Là-dessus, G. Sée aussi émet un avis analogue : « Malgré les effets favorables observés journellement chez les dyspeptiques, on a récemment condamné tous les condiments, les épices, le sel, le vinaigre, les viandes salées, fumées, etc. Une pareille théorie mènerait souvent les malades à l'inanition ; en effet, ils aiment souvent mieux renoncer à un repas, plutôt que de l'accepter avec la fadeur théorique qu'on recommande d'office ; ils ne se soumettront jamais au dogme de Broussais (2). »

Le désir excessif des stimulants et des narcotiques se comprend aussi dans ces états d'atonie nerveuse générale, et par suite en même temps stomacale, que le docteur G. Beard désigne sous le nom de *cérébrasthénie*, affection surtout américaine, prétend-il, et qui, outre ce goût des stimulants, se caractérise par des idiosyncrasies particulières pour la nourriture, de la sensibilité crânienne, de l'irritation cérébrale, des rougeurs de la face, de l'insomnie, de la perte de mémoire, de la dépression mentale, certaines craintes, comme l'agoraphobie, etc., etc. (3). Si ce qui constitue la maladie est bien une névrasthénie, des substances réveillant l'activité de tout le système nerveux, ranimant les fonctions alanguies de l'estomac, doivent procurer un soulagement et un bien-être momentanés qui portent les malades à les rechercher avec ardeur. Bien maniées, elles répondent donc à une indication ; on a souvent l'occasion d'en faire l'expérience.

Dans la dyspepsie de la diathèse urique, les stimulants ont aussi une action agréable ; mais « on doit, dit Habershon, éviter les stimulants ou ne prendre que les vins les plus légers ; car, bien que le malaise immédiat soit soulagé par les spiritueux forts, ils causent une aggravation consécutive du mal (4). » L'instinct et la science ont donc raison chacun à leur tour : à celle-ci évidemment doit rester le dernier mot.

(1) Gubler, *loc. cit.*, p. 32.
(2) G. Sée, *loc. cit.*, p. 382.
(3) Voir *The Dublin Journal of Medical Science*, march 1880, p. 233.
(4) Habershon, *Path. and Pract. Obs. on Diseases of the Abdomen*, 2ᵉ édit. London, 1862, p. 197.

Que de fois, quand il s'agit de la viande, les conseils de la science et la répugnance de l'estomac se trouvent en guerre ! Que de fois le médecin dit aux femmes anémiques : Mangez de la viande, forcez-vous ; plus vous persisterez dans votre refus, plus vous serez malades ! Et il a raison : elles ont besoin d'une alimentation réparatrice. Mais tout le monde sait par expérience qu'il faut un certain degré d'appétit pour manger de la viande. M. Leven a beau prétendre que la viande est le stimulant par excellence de l'estomac, cet organe, pour la supporter, doit être dans d'assez bonnes dispositions et autrement alerte que dans la chloro-anémie. Aussi cherchez d'abord à lui redonner de la vigueur ; des douches froides, pour commencer, pourront mieux valoir que des beefsteaks. Mais, en attendant, il faut nourrir, et mieux vaut sacrifier la viande, qui ne serait pas acceptée, et voir manger les aliments que l'instinct choisit, et peut-être pas si inopportunément.

« Dans la chlorose et dans l'anémie, dit Nonat, les forces organiques sont très sensiblement abaissées ; la force digestive participe à cette dépression générale. Cependant, on conseille aux malades de se nourrir copieusement et de faire usage de mets excitants, d'aliments substantiels, de vins généreux. Habituellement on ajoute à ce régime l'administration de médicaments toniques ou stimulants. On surmène ainsi l'estomac, on lui impose une tâche qui est au-dessus de ses forces ; les aliments, les boissons, les remèdes sont difficilement digérés, le sont incomplètement, ou ne le sont même pas du tout. Il en résulte qu'ils agissent à la manière de corps étrangers et qu'ils aboutissent, par une série d'indigestions répétées, à provoquer un état d'irritation permanente de la muqueuse de l'estomac ; de là la dyspepsie dite par *irritation* (1). »

Les avantages de la viande ne doivent pas non plus faire oublier certaines exigences de l'estomac, auxquelles je crois, malgré M. Leven : Willième le fait remarquer : « Beaucoup de médecins, s'appuyant uniquement sur les données de la physiologie, qui démontre que les végétaux sont difficilement élaborés par les voies digestives, regardent comme de bonne pratique d'astreindre leurs malades à une nourriture presque exclusivement animale. Mais les aliments de cette espèce finissent bientôt par

____

(1) Nonat, *loc. cit.*, p. 81.

ne plus être pris qu'avec répugnance et, par conséquent, par ne plus être convenablement digérés (ici en note : « On sait que ce « qui flatte ou stimule le goût favorise la sécrétion du suc gas- « trique, comme l'on sait qu'il suffit de prendre une chose avec « répugnance pour ne pas la digérer »); tandis que, s'ils eus- sent été associés à un peu de légumes au gras..., il en serait ré- sulté des repas plus appétissants, donc plus propres à exciter toutes les fonctions de l'estomac (1). »

Le dégoût pour la viande et les matières azotées dans les acci- dents urémiques, quelle qu'en soit l'explication, offre avec l'inté- rêt du malade un accord qui est digne d'être remarqué.

Pour finir avec la viande, je rappellerai l'opinion de M. Leven d'après laquelle, si les vieillards préfèrent la viande cuite, ce n'est pas seulement à cause de leur gêne à mastiquer, c'est encore parce qu'elle est plus facilement chymifiable : « la viande crue est d'un séjour plus long dans l'estomac... excite plus ses fibres musculaires, et détermine une plus grande activité stoma- cale, à laquelle se prête l'estomac d'un homme jeune, mais à laquelle l'estomac du vieillard, dont le système musculaire et circulatoire sont plus inertes, est généralement rebelle (2). »

Il est des états où se manifeste une répugnance toute particu- lière pour la graisse. Dans les cas précisément cités, dit Cham- bers, il n'y a pas eu défaut d'appétit. La graisse est avalée, mais n'est pas absorbée... Chez d'autres malades, on trouve un tel dégoût pour la graisse et toute substance qui en contient, que tout essai tenté pour vaincre cette répugnance amène des nau- sées. Chez eux, il me semble probable que c'est la portion supé- rieure de l'appareil digestif et spécialement le pancréas, dont la fonction est l'émulsionnement de la graisse, qu'il faut accuser. Ce sentiment nauséeux revêt souvent l'aspect de dégoût pour la viande, car toute chair est parfumée par son tissu adipeux par- ticulier et lui doit son odeur distinctive, qui s'associe inévitable- ment dans l'esprit du patient à la viande elle-même (3). »

C'est probablement aussi le défaut d'émulsionnement qui est cause d'une pareille répugnance dans les affections hépatiques, où je la vois signalée par Raymond.

« Les maladies du foie ont quelquefois comme symptômes

(1) Willième, *loc. cit.*, p. 449.
(2) Leven, *loc. cit.*, p. 94.
(3) Chambers, *loc. cit.*, p. 54.

essentiels des états dyspeptiques... Voici un malade ictérique. Son ictère appartient à la variété non fébrile ; survenu consécutivement à une attaque de colique hépatique, il persiste depuis une quinzaine de jours. Ce malade a souvent de la répugnance pour les aliments riches en graisse, et, s'il en mange, une grande partie de celle-ci apparaît dans les selles (1).

Cette même espèce de dégoût est notée par Willième dans la phthisie pulmonaire. « Cette dyspepsie prémonitoire se révèlerait (d'après Hutchinson) dans la majorité des cas par un signe tout à fait caractéristique : *l'inaptitude des malades à digérer les graisses, et la profonde répugnance qu'ils éprouvent pour ce genre d'aliments.* Cette répugnance s'étend aussi quelquefois au sucre et à l'alcool (*Medical Times and Gaz.*, 1855) (2). »

Pas toujours : Chambers cite justement, en effet, l'observation d'une jeune fille qui « manifestait un dégoût excessif pour la nourriture animale, spécialement lorsqu'elle était succulente et savoureuse. L'huile de foie de morue... avait causé de tels accès de nausées et de vomissements, qu'il fut impossible de persister dans son emploi. Elle recherchait avec ardeur les stimulants alcooliques (3). »

Pour M. Leven, les huiles et les graisses sont par elles-mêmes des matières nuisibles à l'estomac. Mais, quelle que soit la véritable explication de ces symptômes, cette répugnance se rattache à l'inaptitude digestive pour les substances graisseuses, non à une action nocive de celles-ci sur l'organisme : loin de là. On devra donc, d'une part, respecter ce dégoût, de crainte d'accidents locaux, et, d'autre part, prendre une voie détournée, soit en administrant la graisse avec des précautions particulières, soit surtout en ayant recours à d'autres substances hydrocarbonées. Chez la jeune fille de Chambers, si avide d'alcool, l'instinct semblait se charger lui-même de répondre à cette indication.

La réputation des sucreries et des pâtisseries est loin d'être bonne au point de vue du régime des dyspeptiques. Chomel s'élève contre l'habitude d'avoir presque constamment des bonbons dans la bouche. « Cette recommandation, dit-il, est d'autant plus nécessaire que l'homme qui digère mal cherche

(1) Raymond, *loc. cit.,* p. 149.
(2) Willième, *loc. cit.,* p. 345.
(3) Chambers, *ibid.*

naturellement, au moment surtout où il souffre davantage, à aider ses digestions par quelque moyen que son instinct et son raisonnement lui suggèrent. L'un boit de l'eau sucrée ou quelque infusion aromatique, l'autre essaye de quelque vin généreux, de quelque liqueur alcoolique pure ou mêlée en petite proportion dans de l'eau sucrée ; mais le plus grand nombre a recours à ces moyens portatifs qu'on peut toujours avoir avec soi, qui sont agréables au goût et que l'intérêt ou l'erreur de ceux qui les vendent décore du titre de digestifs ou de quelque autre dénomination analogue (1). » Guipon s'écrie aussi à propos du dessert : « Ce n'est ni plus ni moins qu'un repas ajouté à un repas. Comment avec un semblable régime ne pas devenir dyspeptique, et, quand on l'est, comment guérir, comment être soulagé tant que dure une si inconséquente habitude (2) ? » Mais ces critiques atteignent plus l'excitation exagérée et la surcharge qui résultent pour l'estomac que l'espèce de substances en elle-même.

On est obligé de le reconnaître, les sucreries et les pâtisseries peuvent avoir des inconvénients : le sucre, nous l'avons vu, peut développer dans l'estomac une acidité excessive qui cause des douleurs ; les pâtisseries sont une cause de distension de la cavité : elles emploient une forte dose de liquides à leur imbibition, elles ont surtout l'inconvénient, pour M. Leven, de gêner le contact direct, si important, de la viande avec la muqueuse gastrique. Il est donc sage de conseiller la modération pour ces aliments à des estomacs dont les facultés ne sont pas normales. Mais je crains que souvent on ne cède à des idées préconçues à leur égard. Les gens à goûts carnivores ont assez généralement un certain dédain pour les sucreries et, jusqu'à un certain point, pour les personnes qui en ont le goût. Or, sans discuter la question de savoir s'il y a plus de gourmandise à manger ces choses que d'autres, est-on sûr que ce goût parfois n'est pas en rapport avec quelque besoin de l'économie? Ne pourrait-il pas avoir pour fin, par exemple, l'ingestion de substances thermogènes particulièrement nécessaires et mieux appropriées sous cette forme à la constitution individuelle des organes digestifs? Pour ce qui concerne le sucre, M. Leven, dans une communication à la Société de biologie (9 avril 1881), l'a présenté comme un excellent aliment et un parfait digestif et a réclamé contre sa

(1) Chomel, *loc. cit.*, p. 183.
(2) Guipon, *loc. cit.*, p. 273.

proscription dans la dyspepsie et la dilatation stomacale. Quoi qu'il en soit, c'est bien le lieu d'invoquer à nouveau le principe des idiosyncrasies. Or, il y a certainement des estomacs qui s'accommodent très bien du sucre et de la pâtisserie ; par conséquent je n'admets pas plus pour cet ordre d'aliments que pour d'autres une exclusion préalable absolue.

Quelques mots encore, relativement aux boissons. A propos de la dyspepsie flatulente à forme atonique, Guipon fait la remarque suivante : « Les eaux gazeuses, notamment l'eau de Seltz, souvent prescrite et tantôt choisie d'instinct par les malades, sont généralement contraires à cette espèce de dyspepsie, en ce sens qu'elles ne font qu'ajouter un appoint fâcheux de gaz à ceux qui existent déjà dans le ventricule ou les intestins (1).» Pour ce qui est des inconvénients de l'état gazeux, d'accord ; mais l'acide carbonique a des effets calmants et adjuvants de la digestion assez réels pour justifier cet instinct.

En ce qui regarde la température des boissons, « on pourrait croire, dit Chomel, que les personnes qui éprouvent une sensation de chaleur à l'épigastre se trouvent bien des boissons froides et inversement : il en peut être quelquefois ainsi, mais ce n'est pas chose constante (2) ; » et il cite comme exemple un monsieur qui accusait comme symptôme prédominant une sensation de brûlure à l'estomac, exaspérée par les boissons froides, et qui fut soulagé par des boissons chaudes et des applications chaudes à l'épigastre.

Mais lorsque, dans les vomissements dus à une irritabilité gastrique excessive, les malades manifestent le désir des boissons froides et glacées, leur instinct a raison : accordées avec mesure et en petite quantité à la fois, elles ont un effet calmant précieux.

Sur le terrain des vomissements, du reste, de même que pour les phénomènes dyspeptiques moins violents, les présomptions scientifiques doivent parfois savoir baisser pavillon : on verra, surtout si l'on a affaire à des hystériques, les vomissements cesser d'être provoqués pour la première fois par des aliments bien peu faits pourtant *à priori* pour inspirer confiance.

Il me reste à traiter dans ce chapitre de ces perversions du goût qui portent certains malades à se nourrir exclusivement

(1) Guipon, *loc. cit.*, p. 218.
(2) Chomel, *loc. cit.*, p. 177.

4

d'aliments inusités, poivre, cornichons, aliments crus, soit même
à avaler des substances non alimentaires et parfois même des plus
répugnantes. Ce qu'il importe avant tout, c'est de reconnaître le
caractère morbide de la sensation qui fait naître l'impulsion instinctive : on se trouve ainsi fixé sur la portée de pareils désirs.
Maintenant, comment convient-il de se comporter à leur égard ?
Evidemment, autant que possible, il faudra leur résister. « En
général, dit Grisolle, les malades, quoique aspirant vivement
après certains objets, n'éprouvent pourtant aucun accident
lorsque leurs désirs ne sont pas satisfaits ; mais il en est d'autres, par contre, qui en pareil cas sont pris d'anxiété, de malaise extrême et de lipothymie (1) ... » Le rôle de l'instinct dans
ces cas peut, en résumé, se comparer aux déductions logiques
d'une idée dont le point de départ est déraisonnable. C'est à la
folie qu'il faut s'en prendre, c'est elle qu'il faut combattre tout
en s'attachant à en prévenir les conséquences funestes.

Des remarques du même ordre s'appliquent à cet entraînement
maladif à boire avec excès des liqueurs enivrantes qu'on a appelé
dipsomanie. La satisfaction de ce besoin ne fait que le rendre
plus exigeant.

Répugnance pour l'exercice. — Cette répugnance peut être en
rapport avec une fatigue musculaire, comme dans la courbatue,
ou avec une faiblesse générale considérable, comme dans certains
états de cachexie, de consomption, ou la convalescence d'une
maladie aiguë sérieuse. Elle est alors justifiée. Dans certains cas
de convalescence, si la maladie n'a été ni trop grave ni trop
longue, les malades manifestent, au contraire, des velléités
d'exercice qui dépassent de beaucoup le degré de leurs forces.
D'autres fois, ce désir de rester tranquille, inerte, sans bouger,
tient à un état de langueur, à un manque de ton et de stimulation du système nerveux, comme chez les chlorotiques, par
exemple, mais ne répond point à une diminution des forces pro-
portionnelle. Dans ces circonstances il sera le plus souvent préférable d'obliger le malade à secouer sa torpeur, à faire agir ses
muscles, à marcher. Pourvu qu'il n'aille pas jusqu'à un excès de
fatigue, cet exercice sera plutôt propre à ranimer la flamme
pâlissante. Il est de même très commun, ainsi que le fait remarquer Willième, de rencontrer des dyspeptiques qui se plaignent,

(1) Grisolle, *loc. cit.*, p. 904.

principalement pendant leurs digestions, de lassitude, d'un acca=
blement allant jusqu'à leur inspirer de l'éloignement pour les
moindres efforts, et qui pourtant ne sont pas débiles... « Entraîne-
t-on un de ces sujets impuissants à une promenade où il rencontre plaisir et distraction, on est tout étonné de la course qu'il
peut fournir sans se plaindre, et du bénéfice qu'il en tire pour
sa santé, si le mouvement n'a pas été jusqu'au point de produire
une trop grande fatigue (1). » Cependant, immédiatement après
le repas, « le besoin de repos et l'aversion pour tout exercice physique paraissent d'autant plus naturels que les fonctions respiratoires et de circulation sont singulièrement modifiées par et
pendant la digestion ; l'une est gênée par la réplétion de l'estomac, l'autre est accélérée par le travail digestif ; il est donc illo-
gique de recommander l'exercice corporel après le repas, à l'exception tout au plus d'une promenade lente, en plein air, sur un
sol horizontal... (2). »

La répugnance pour l'exercice en rapport avec un état de
malaise, tel que celui qui accompagne la période prodromique
d'une maladie aiguë, ne doit pas être contrariée.

Que conseiller à la femme enceinte qui a de l'éloignement
pour l'exercice ? Elle a un poids assez considérable à porter.
« Ajoutez que vers le terme elle a souvent des nuits fatigantes
et insomnieuses, ce qui la dispose le jour au repos et au som-
meil. On dirait que c'est pour ce motif qu'on recommande à la
femme enceinte de se donner beaucoup de mouvement, surtout
vers la fin de la grossesse. Si cependant nous observons les animaux qui nous entourent, nous voyons que tous, pendant qu'ils
portent, deviennent plus tranquilles, se reposent plus souvent,
sont moins dispos à marcher et à travailler. Nous ne voulons
pas en conclure, beaucoup s'en faut, qu'une femme grosse ne
doit pas bouger, mais nous croyons qu'il ne faut pas insister
sur l'exercice corporel, quand elle déclare avoir besoin de
repos (3). »

Désirs relatifs à la température. — J'ai déjà touché ce sujet
à propos des boissons. Dans la fièvre, par la même raison qu'ils
aiment les boissons fraîches, les malades recherchent le contact
des corps froids, qui les soulage de l'excès de chaleur auquel ils

(1) Willième, *loc. cit.,* p. 280 et suiv.
(2) G. Sée, *loc. cit.,* p. 110.
(3) Stoltz, *Nouv. Dict. de méd. et de chir.,* GROSSESSE, t. XVII, p. 47.

sont soumis. Si des accidents peuvent résulter d'un défaut de prudence, il faut pourtant savoir tenir compte d'une tendance aussi significative et ne pas aller directement à l'encontre. « Cette fièvre, franchement inflammatoire..., dit Gubler, donne lieu à une sensation des plus pénibles de chaleur intense. Le sujet qui en est affecté recherche la fraîcheur et le contact des objets froids. Il se découvre et s'efforce de repousser les édredons et les couvertures ; ce que voyant, les gardes-malades s'empressent généralement de rajuster le lit et de remonter les couvertures jusque sur le visage du pauvre patient, qui n'en retire d'autre bénéfice qu'un plus grand malaise (1). »

Que l'excès de température soit général ou local, qu'il s'agisse d'une chaleur inflammatoire ou de ce sentiment de cuisson qu'on rencontre dans certaines affections cutanées, l'application externe du froid apporte un soulagement immédiat. Jusqu'à ce point l'instinct a raison. Mais, si ce moyen de soulagement peut s'élever à la hauteur d'un procédé curatif, comme dans certaines maladies à température excessive, certaines affections chirurgicales, d'autres fois par contre il peut avoir des inconvénients ou ne pas valoir les applications chaudes moins agréables, tout aussi bien que l'impression pénible que peut produire le premier contact de l'eau froide n'empêche pas l'utilité que son emploi méthodique fait retirer dans différents états morbides. Evidemment le domaine de l'instinct ne peut pas s'étendre aussi loin.

. Contre les dangers du froid il vient parfois en aide au médecin. Ainsi N. Guéneau de Mussy (2) note que, dans les laryngites et les bronchites, les régions précervicale et sternale acquièrent une sensibilité aux abaissements de température qui porte d'eux-mêmes les malades à se précautionner contre le refroidissement de cette partie du corps.

Grattage. — S'il est une ardente impulsion instinctive engendrée par l'état pathologique, c'est assurément celle qui nous fait nous gratter contre la démangeaison. Le moyen est héroïque pour calmer cette insupportable sensation ; mais il faut reconnaître que c'est au prix d'une irritation consécutive trop violente pour que le médecin puisse admettre son concours. Toutefois, peut-être est-il permis de faire remarquer à ce propos que, dans

(1) Gubler, *loc. cit.,* p. 607.
(2) N. Guéneau de Mussy, *Clin. méd.,* 1874, t. Iᵉʳ, p. 626.

certaines conditions, ce sont des substances plus ou moins irritantes, agissant par une sorte d'effet substitutif analogue à celui du grattage, qui sont capables de soulager la sensation de prurit de préférence aux topiques émollients.

Position. — L'intervention de l'instinct est aussi très marquée dans la position que nous prenons sous l'influence de la douleur: cette position, c'est toujours celle qui est le plus favorable à la moindre intensité de la souffrance. Ainsi dans un abcès de la fosse iliaque la cuisse se fléchit d'elle-même, de manière à diminuer la tension ; dans l'ulcère de l'estomac souvent les malades affectent une attitude telle, que les matières ingérées ne soient point en contact avec le point lésé ; la physiologie montre que l'instinct qui vous fait garder la situation horizontale dans la fièvre est propice au ralentissement du pouls et à la sédation générale, etc., etc. De sorte que, au point de vue exclusif de la douleur, le médecin n'a rien de mieux que de laisser faire la nature.

L'instinct se charge également de nous faire éviter les mouvements douloureux.

Recherche de l'air. — Qu'une personne se trouvant dans une atmosphère chaude et confinée se sente défaillir et réclame de l'air ; qu'un individu pris d'un accès d'asthme se lève et se précipite vers la fenêtre, l'impression d'un air plus frais et plus vif pourra prévenir la syncope, pourra diminuer le spasme bronchique. Si l'atmosphère était toxique, bien mieux encore. Mais dans la plupart des cas de dyspnée la cause étant dans les organes respiratoires (altération, compression du poumon, embolie de l'artère pulmonaire, corps étranger dans les bronches, etc.), un pareil moyen sera aussi illusoire qu'aveugle ; le médecin n'aura à en tirer qu'un signe diagnostique de la dyspnée. Le malade ne tardera pas du reste à abandonner de lui-même un remède aussi inutile.

Il est pourtant des états où l'instinct a plus beau jeu. Ainsi Gubler, notant les bons effets de l'air comprimé dans l'asthme, fait remarquer que les asthmatiques se plaisent dans l'atmosphère lourde de Paris, sont malheureux quand ils respirent l'air des champs, surtout l'air des bords de la mer, celui des plateaux, le voisinage des grandes forêts ; et dans cette préférence instinctive pour certaines atmosphères il puise un argument pour expliquer, non par la dose d'oxygène, mais par la pression, les bienfaits de l'air comprimé (1). Et Peter, à propos de la dyspnée des affections cardiaques et de l'efficacité contre elle de l'air comprimé, dit à son tour : « Pour les mêmes raisons, les malades atteints d'affections du cœur se trouvent bien du séjour dans les contrées où la pression atmosphérique est le plus considérable... »; et, comme il ne rejette pas l'influence de la quantité d'oxygène, à côté de celle de la pression, dans l'action de l'air comprimé, il ajoute plus loin : « Nous avons vu que celle-ci (l'anémie) était due à l'anoxémie par le rétrécissement du champ de l'hématose; il importe donc que le malade respire un air plus riche en oxygène et plus abondant, et vous comprenez ainsi le bon effet des bains d'air comprimé, du séjour à la campagne et de préférence dans des lieux peu élevés, les vallées ou le voisinage de la mer. Ici l'instinct du malade est d'accord avec la science (2). » Ici... comme dans bien d'autres occasions.

Relativement à l'asthme, je dois ajouter que j'ai entendu nier par M. Dujardin-Beaumetz qu'on pût établir rien de fixe quant à l'influence de la situation géographique et de l'altitude sur les asthmatiques, que c'était pure affaire d'idiosyncrasie. Quoi qu'il en soit, le médecin n'en a pas moins à laisser le malade être son propre guide sous ce rapport.

Tendances instinctives relatives aux sens de l'ouïe et de la vue. — Par rapport au premier, je ne vois guère comme prêtant à une application pratique que l'habitude qu'ont certains sourds de former avec leur main et le pavillon de leur oreille une conque propre à recueillir les ondes sonores ; il peut y avoir là une indication pour la construction d'appareils acoustiques. On pourrait signaler aussi le mouvement spontané d'occlusion du conduit auditif avec les doigts que feront les malades devenus excessivement susceptibles aux bruits intenses ; il y aura là une raison de les inviter à recourir, en vue d'amortir les sens, à l'introduction d'une boulette de coton dans leur conduit.

Lorsqu'une personne sous l'influence de la photophobie fuit la lumière vive et recherche les lieux obscurs, évidemment les conseils ne peuvent que se mettre à la remorque de l'instinct. Le médecin s'inspire de ce remède naturel pour prescrire en outre l'usage des verres de couleur sombre.

Les malades affectés de diplopie recourent instinctivement,

(1) Voir Gubler, *Cours de thérapeutique*, libr. J.-B. Baillière, 1880, p. 129.
(2) Peter, *Leç. de clin. méd*, t. Ier, p. 234 et 236.

pour se débarrasser de la double image, à certains procédés, tels que l'exagération de la déviation d'un œil dans le strabisme, l'inclinaison de la tête, la contraction de l'orbiculaire, dans les paralysies oculaires, moyens qui atteignent bien leur but, mais exposent à des inconvénients auxquels le médecin ne peut pas rester indifférent.

De même que dans d'autres maladies on remédiera par des appareils aux inclinaisons instinctives du tronc destinées à diminuer la douleur et à rétablir l'équilibre, l'art devra avoir recours à des procédés plus parfaits, occlusion d'un œil (que parfois le malade pratique de lui-même temporairement), verres prismatiques, opérations sur les muscles de l'œil.

Je citerai le passage suivant sans commentaires. « Il est désormais démontré que les cercles de diffusion offrent des zones colorées très vastes et très faciles à voir. On ne saurait contester que le meilleur moyen de ménager la vue ne soit de détruire les zones circonférentielles ; c'est ce qui sera réalisé au moyen de verres de couleur ou de lumières colorées. Le cercle de diffusion du presbyte est bleu au centre, jaune rouge à la périphérie ; ainsi les lunettes bleues et les lumières bleues sont celles qui lui conviennent de préférence. Ce résultat est conforme aux idées empiriques qui existent sur cette matière ; tout le monde est à peu près d'accord pour admettre que le bleu repose la vue ; et cela est vrai, en ce sens que la plupart des hommes sont presbytes ou emmétropes, et que presque tous les emmétropes regardent les petits objets de près, à une distance où leurs yeux produisent des cercles de diffusion. Mais les myopes se trouvent dans des conditions opposées ; il leur convient de s'éclairer avec des lumières rouges, de vivre dans des appartements tendus de rouge, et de porter des lunettes rouges. Conclusion inattendue, et qui cependant ne surprendra aucun myope ; car j'ai remarqué que presque tous les individus de cette catégorie ont une prédilection pour le rouge et le jaune, et que le bleu, l'indigo, et surtout le violet, leur déplaisent beaucoup (1). »

On a aussi rapporté à la persistance de la perception du bleu, du rouge, du jaune, chez les hystériques atteintes d'achromatopsie partielle la préférence qu'elles manifestent dans le choix de la couleur des rubans, des fleurs dont elles se parent, des

(1) Prompt, Note sur le défaut d'achromatisme de l'œil, *Archives de physiol. norm. et pathol.*, 1880, p. 190.

objets dont elles s'entourent (1). Mais n'y aurait-il pas abus à accorder à de pareils goûts chez les hystériques une origine purement physiologique, sans laisser intervenir l'élément moral?

Instinct génésique. — Il est des maladies des organes génitaux qui ne modifient en rien l'instinct génésique, mais où l'aggravation qui résulterait des rapprochements sexuels doit en faire conseiller l'abstention.

Inutile de s'arrêter à l'éloignement pour le coït tenant à la douleur qui accompagne les rapports.

Rien à dire non plus de l'absence ou de la diminution de l'instinct génésique en relation soit avec un développement incomplet ou une atrophie des organes de la génération, soit avec la débilité générale produite par certaines maladies, soit avec une affection médullaire comme l'ataxie locomotrice. Il n'y a aucune raison de chercher à exciter des désirs en pareil cas.

« ... La pudeur des femmes leur permet rarement de se laisser approcher au moment des règles, et plus d'une éprouve alors une véritable horreur de l'homme (2).

« Plus d'une fois nous avons obtenu la confidence de mères de famille, qu'aussitôt qu'elles étaient enceintes, elles avaient horreur du mari ; nous en avons même connu qui, à ce signe, remarquaient qu'elles étaient grosses (3). »

Or, la modération dans la fréquence des rapprochements, sinon l'abstention complète, pendant ces périodes physiologiques, chez la femme, est conforme aux règles hygiéniques les plus sages.

Lorsque la froideur ou même le dégoût pour les rapports est le résultat de l'abus des plaisirs sexuels, on devra agir dans le sens de la nature : si l'on veut rétablir les conditions normales, la cause même indique que c'est par la continence et l'éloignement des occasions d'excitation qu'on pourra remédier à cette satiété fille de l'excès.

Les individus qui se livrent à l'onanisme peuvent arriver non seulement à l'indifférence, mais même à l'horreur pour le coït. Il ne s'agit plus, dans ce cas, d'une diminution de l'instinct gé-

---

(1) Voir A. Robin, *Des troubles oculaires dans les maladies de l'encéphale*, th. d'agrégat. 1880, p. 414 et 415.

(2) Stoltz, *Nouv. Dict. de méd. et de chir.*, MENSTRUATION, t. XXII, p. 327.

(3) Stoltz, *ibid.*, GROSSESSE, t. XVII, p. 48.

nésique, mais d'une perversion morale. C'est celle-ci qu'il faut combattre, et alors l'accomplissement de la fonction dans les conditions naturelles peut contribuer à faire renoncer aux habitudes solitaires.

L'appétit vénérien se montre aussi parfois porté à un degré excessif d'exaltation, constituant ce qu'on a appelé *nymphomanie, satyriasis*. Le désir dépasse alors les limites de ce que l'on peut attribuer à l'ardeur du tempérament : on a affaire à un véritable état délirant, à une folie instinctive, que la cause ait son point de départ dans l'encéphale, ou dans les organes génitaux, ou doive être attribuée à une intoxication. La satisfaction de l'appétit sexuel, en pareil cas, peut-elle amener une sédation, comme s'il était provoqué par une continence prolongée ? Non : elle serait plus propre à jeter de la poudre que de l'eau sur le feu. L'orgasme qui accompagne l'acte vénérien pourrait bien n'aboutir qu'à exaspérer la surexcitation morbide. Voici, du reste, l'opinion de A. Foville à cet égard : « Un soir, Esquirol rencontre au coin d'une rue, faisant le métier d'une courtisane du rang le plus abject, une jeune fille nymphomane qui a trompé la surveillance de ses parents : « Que faites-vous « là, malheureuse ? lui dit-il. — Monsieur, répondit-elle, je me « guéris. » Elle mettait en pratique une opinion très généralement répandue dans le monde et partagée par un certain nombre de médecins sur le meileur traitement de l'exaltation du sens génital. On part de là pour conseiller, en pareille circonstance, le mariage, s'en reposant sur la satisfaction légitime donnée à l'instinct naturel qui pousse un sexe vers l'autre, pour mettre fin au développement exagéré de cet instinct. Cette opinion ne nous paraît devoir être acceptée qu'avec beaucoup de réserve, ou du moins il est indispensable de bien distinguer les cas et leur origine. Sans doute, lorsque l'ardeur amoureuse n'est que la simple exagération d'un état physiologique, elle peut parfaitement se calmer par le mariage, qui apporte, avec lui, son cortège de satisfactions du cœur et des sens, d'affection partagée, de devoirs de ménage, de soins à donner à des enfants. Dans ces limites, le traitement peut être indiqué et souvent suivi de succès.

« Mais il n'en est plus de même lorsqu'il s'agit d'un véritable état maladif, d'une exaltation réellement pathologique de l'appétit vénérien, et c'est alors seulement que le terme de *nympho-*

manie est applicable. Le mariage, en pareil cas, serait un remède inefficace pour la femme et un affreux malheur pour le
mari. Personne ne serait excusable d'y avoir prêté la main, et
le médecin moins qu'un autre (1). »

Faut-il citer, pour finir, un instinct que le rôle du médecin
n'est certes pas de combattre, qui parfois même vient en aide à
ses efforts : *l'instinct de la conservation de l'existence ?*

Je n'ai pas la prétention d'avoir signalé toutes les remarques
qu'on pourrait faire à propos de l'instinct des malades ; mais ce
que j'ai dit suffira peut-être à prouver que c'est là une manifestation symptomatique qui mérite de ne pas être négligée, qui
peut souvent nous révéler des indications, nous mettre dans la
bonne voie, et qu'en somme il vaut mieux arriver à lui résister
en connaissance de cause que de commencer par lui opposer
l'indifférence. A trop craindre un ennemi, on peut manquer un
ami. Du reste, les citations, trop nombreuses peut-être, auxquelles j'ai eu recours laissent voir combien de fois cette autorité
de l'instinct, que j'ai voulu revendiquer comme un principe général, les médecins se trouvent amenés à l'invoquer en détail,
sur un point isolé, ceux mêmes probablement qui sont le plus
disposés à accueillir ma thèse par le scepticisme.

(1) Ach. Foville (fils), *Nouv. Dict. de méd. et de chir.*, Nymphomanie,
t. XXIV, p. 216.

9 782019 269128